MENTALE MEISTERSCHAFT

Die Kunst und Strategie der inneren Exzellenz

HEINRICH S. DENKE

2023

alle Rechte Vorbehalten

Vorwort

Die Zusammenarbeit mit Heinrich Denke ist für mich äußerst bereichernd und inspirierend. Sein tiefgreifendes Wissen und Verständnis für die Materie sind nicht nur beeindruckend, sondern auch äußerst hilfreich, wenn es darum geht, meine Leistungen zu optimieren. Besonders schätze ich die Vielfalt der Übungen und Methoden. Seine Fähigkeit aus dem Wissensschatz das passende auf mich zu optimieren ist bemerkenswert. Die Meditation und Konzentrationsübungen, haben mir geholfen meine Stärken besser auszuspielen und mein volles Potenzial zu entfalten. Die Atemübungen, die wir gemeinsam durchgeführt haben, waren für mich besonders wertvoll. Die klaren und strukturierten Ansätze von Heinrich haben mir nicht nur geholfen, meine Vorstellungskraft zu aktivieren, sondern sie sind auch im hitzigen Wettkampf leicht abrufbar. Es ist deutlich spürbar, dass seine Methoden stets auf dem neuesten Stand der Entwicklungen sind, und es überrascht mich immer wieder, wie effektiv seine Arbeitsweisen sind.

Die Veränderungen, die ich im Training und während der Wettbewerbe erlebe, sind bemerkenswert. Es erfüllt mich mit Freude und gibt mir ein großes Selbstvertrauen zu wissen, dass Heinrich an meiner Seite ist, während ich mich auf die Olympischen Spiele 2024 und die Wettkämpfe in Los Angeles 2028 vorbereite. Ich kann jedem Sportler nur ans Herz legen, sich auf die faszinierende Reise mit Heinrich zu begeben. Dort werdet ihr nicht nur eure eigenen Potenziale und Talente entdecken, sondern auch eine transformative Erfahrung machen, die euch auf und abseits der Rennbahn weiterbringt. Danke, Heinrich, dass du dieses Wissen für andere mit diesem Buch zugänglich machst.

Felix Frühn

Deutscher U23 Meister 100m

Inhalt:

Einleitung

Die Kunst der mentalen Meisterschaft: eine Reise zum inneren Selbst

Willkommen auf dieser faszinierenden Reise zur mentalen Meisterschaft. Als erfahrener psychologischer Berater, Coach und Mentor habe ich über 22 Jahre lang Menschen auf ihrem Weg zur inneren Stärke begleitet und es hat sich in den Erfolgen meiner Klienten über die Jahre bewiesen, dass wahre Stärke nicht nur physisch, sondern vor allem mental ist.

Die Kunst der mentalen Meisterschaft hat mich und meine Klienten gelehrt, die Beherrschung des eigenen Geistes, die Kontrolle über Gedanken und Emotionen sowie die Akzeptanz von Dingen, die außerhalb unserer Kontrolle liegen, als Chance für Hochleistung zu sehen. Meine Arbeit betonte schon immer die Achtsamkeit gegenüber den inneren Prozessen, die Erkenntnis des wahren Selbst und die Fähigkeit zur Selbsttransformation. Zentral ist der Glaube an die transformative Kraft. Dazu werden wir am Ende dieses Buches ein Geheimnis gemeinsam entdecken. Jedoch werden wir auch vorher praktische Methoden wie positiver Gedanken und Affirmationen kennenlernen, welche Ihnen helfen sofort bessere Leistungen zu erzielen. In meiner Herangehensweise bin ich der Überzeugung, dass unser Geist die Realität formen kann, indem wir bewusst positive Überzeugungen kultivieren.

In dem Weg, dass Ihnen dieses Buch aufzeigt, geht es jedoch nicht nur um das Ergebnis um jeden Preis, sondern auch um den Prozess als Transformationschance zu etwas, was wir oft nicht für möglich halten, zu sehen. Der Ansatz lehrt Eigenverantwortung und Selbstverwirklichung, betont die Bedeutung innerer Stärke und Gelassenheit. Jede Herausforderung wird in meiner Philosophie für Leistungsträger nicht als Hindernis, sondern als Gelegenheit zur Weiterentwicklung betrachtet. Sie erkennt an, dass wahre Veränderung von innen kommt, von der Fähigkeit, sich selbst tief zu verstehen und alte Überzeugungen und Prägungen herauszufordern.

Die Kunst der mentalen Meisterschaft öffnet die Tore zur inneren Transformation und wird Sie ermutigt jeden Einzelnen, sein volles Potenzial zu erkennen und zu entfalten. Diese Reise ist eine Entdeckung des Selbst, ein Pfad zur mentalen Stärke und zur Gelassenheit. Sie ist eine Reise, die nie endet und uns zu neuen Höhen des menschlichen Geistes führt. Möge diese Reise Ihr Leben bereichern und Ihr inneres Leuchten entfachen.

Willkommen auf dieser Reise zu Ihrem wahren Ich.

7

Methode

Im ersten Teil der Methode bitte ich Sie, lieber Leser, um etwas Ungewöhnliches. Es ist wie das Tragen eines Geheimnisses, dessen Auflösung und Wirkung wir erst am Ende dieser Reise ernten werden. Während Sie die Kapitel dieses Buches durchgehen und die Übungen bearbeiten, werden Sie durch die Fülle an Übungen, Einsichten und Werkzeugen zur Entwicklung Ihrer mentalen Stärke auch an Ihre Grenzen stoßen. Doch hier ist meine Bitte: Statt sich von möglichen Frustrationen über Lektionen oder Übungen überwältigen zu lassen, lade ich Sie ein, zu vertrauen, dass auch die scheinbar ungünstigen Ereignisse einen verborgenen Schatz in sich bergen. Welchen Schatz genau? Das werden wir gemeinsam am Ende des Buches enthüllen.

Alles, was Sie tun müssen, ist, eine Art von "Ereignisnotizen" zu führen. Diese Notizen können in Aktionen, Emotionen, Glaubenssätzen und Geschichten unterteilt werden. Es ist ganz einfach:

Aktionen: Notieren Sie, was Sie getan haben, wenn etwas nicht wie gewünscht funktioniert hat. Zum Beispiel:

"Ich habe mich selbst sabotiert" oder "Ich konnte nicht durchhalten."

Emotionen: Halten Sie fest, welche Emotionen Sie empfunden haben. Beispielsweise: "Ich hatte einfach keine Lust" oder "Es kam mir zu schwierig vor und ich fühlte mich nicht selbstsicher genug"

Glaubenssätze: Schreiben Sie auf, welche Überzeugungen, Erwartungen oder Muster in solchen Momenten in Ihrem Kopf präsent waren. Zum Beispiel: "Das habe ich noch nie geschafft."

Geschichten: Denken Sie an die Geschichten, die Sie sich selbst über vergangene Erfahrungen erzählt haben, um zu erklären, warum Sie etwas nicht tun konnten.

Diese Notizen sind der Schlüssel zu einer tiefgreifenden Erkenntnis über sich selbst und den Weg zur mentalen Meisterschaft. Sie sind der Samen, den wir säen, um am Ende die Früchte Ihrer Transformation zu ernten. Vertrauen Sie diesem Prozess, und ich verspreche

Ihnen, dass Sie am Ende der Reise eine neue Sichtweise auf diese scheinbaren Hindernisse gewinnen werden.

Seien Sie bereit, Ihr inneres Potenzial zu entfalten und die Geheimnisse Ihres eigenen Geistes zu lüften.

DIE METHODE

Unsere Reise wird beginnen mit dem grundlegenden Verständnis, dass wahre Stärke nicht nur physisch, sondern vor allem mental ist. Wenn wir die Kunst der mentalen Meisterschaft erreicht haben, können wir nicht nur äußere Herausforderungen meistern, sondern auch die Stürme des inneren Selbst zähmen. Diese Fähigkeit zur Selbstkontrolle ermöglicht einen klaren Geist, selbst in den turbulentesten Zeiten des Wettkampfs.

Achtsamkeit und Selbstreflexion sind die nächsten Etappen dieser Reise. Indem wir den Lärm der äußeren Welt beruhigen, können wir die leisen, aber kraftvollen Stimmen unseres Inneren hören. Dieser Prozess der inneren Entdeckung führt zu einem tiefen inneren Frieden und einem unaufhaltsamen persönlichen Wachstum. In der Stille unseres Inneren finden wir die Kraft, die uns zu unerreichten Höhen führen kann.

Die Methode der Mentalen Meisterschaft lehrt uns auch, die transformative Kraft positiver Gedanken und Affirmationen zu feiern. Durch bewusst gestaltete Gedanken können wir eine Welt voller Möglichkeiten und grenzenlosem Optimismus erschaffen. Unsere Gedanken formen unsere Realität, und wenn wir sie bewusst lenken, öffnen sich Türen zu neuen Horizonten.

In diesem Prozess der inneren Transformation erkennen wir auch die Wurzeln unserer negativen Denkmuster an. Indem wir diese Gedanken verstehen und in positive Energie umwandeln, stärken wir nicht nur unsere mentale Ausdauer, sondern auch unser emotionales Wohlbefinden. Diese innere Umwandlung schafft Raum für eine tiefere Selbstakzeptanz und Selbstliebe.

Schließlich betont die mentale Meisterschaft das Streben nach Selbstverwirklichung und Eigenverantwortung. Sie erkennt an, dass die wahre Erfüllung darin liegt, das authentische Selbst zu entfalten und die Verantwortung für unser eigenes Leben zu übernehmen. Diese Methode lädt uns ein, die Innere Meisterschaft als Werkzeug zu nutzen, um außergewöhnliche Leistungen nicht nur im Sport, sondern auch im Leben zu vollbringen.

Begleiten Sie mich auf dieser Reise durch die Tiefen des menschlichen Geistes. Lassen Sie uns gemeinsam die Schlüssel zur Mentalen Meisterschaft finden – nicht nur eine Reise des Sieges, sondern auch eine Reise der inneren Transformation.

Übersicht der Kapitel

Die folgende Übersicht der Kapitel dient als kompassartiger Leitfaden für unsere Reise durch die Welt der mentalen Meisterschaft. In diesem Buch erkunden wir die tiefen Weiten des menschlichen Geistes und entdecken die Schlüssel zur inneren Stärke und persönlichen Erfüllung für Athleten und Hochleistungspersonen.

Diese Übersicht ist mehr als nur eine einfache Auflistung von Kapiteln. Sie ist ein Wegweiser, der Ihnen hilft, den roten Faden unserer Reise zu erkennen. Jedes Kapitel ist wie ein Baustein, der auf dem vorherigen aufbaut und uns näher zur mentalen Meisterschaft führt.

Durch diese Übersicht haben Sie die Möglichkeit, einen klaren Überblick über die grundlegenden Methoden und Philosophien zu gewinnen, die in diesem Buch vorgestellt werden. Sie werden sehen, wie sich die verschiedenen Konzepte miteinander verbinden und wie sie in Ihrem eigenen Leben und im Sport anwendbar sind.

Das Verständnis der Struktur dieses Buches wird Ihnen helfen, die tieferen Zusammenhänge zwischen den Kapiteln zu erkennen. Es wird Ihnen ermöglichen, gezielter zu lesen und die für Sie relevanten Themenbereiche zu vertiefen. Diese Übersicht ist daher nicht nur ein Einstiegspunkt, sondern auch ein Werkzeug, das Ihnen dabei hilft, das Beste aus Ihrer Leseerfahrung herauszuholen.

"Die Macht des Mentalen"

Im ersten Kapitel "Die Macht des Mentalen" werden wir die fundamentale Bedeutung von mentaler Stärke im Sport und im täglichen Leben verstehen. Hier beginnt unsere Reise, und wir lernen, wie mentale Stärke nicht nur Selbstzweifel überwindet, sondern auch in herausfordernden Momenten Ruhe bewahrt und unter Druck das Beste aus sich herausholt. Diese Fähigkeit zur mentalen Ausdauer ist entscheidend, um physische Grenzen zu überwinden und Höchstleistungen zu erbringen.

Aber mentale Stärke ist nicht auf den Sport begrenzt; sie ist ein lebensveränderndes Werkzeug. Sie fördert Selbstakzeptanz, Selbstliebe und emotionale Resilienz, was zu einem ausgewogeneren und erfüllteren Leben führt.

"Selbstreflexion und Selbstkenntnis"

Im zweiten Kapitel "Selbstreflexion und Selbstkenntnis" machen wir den ersten Schritt auf dem Weg zur mentalen Stärke. Wir lernen, uns ehrlich und ungeschönt im Spiegel der Selbstkenntnis zu betrachten. Diese Selbstkenntnis ermöglicht es uns, unsere Stärken zu erkennen und zu nutzen, während wir an unseren Schwächen arbeiten.

Der Prozess der Selbstreflexion erfordert Mut und Entschlossenheit, denn er führt uns zu den dunklen Ecken unserer Seele. Doch in dieser Selbstreflexion finden wir nicht nur Klarheit, sondern auch Freiheit. Wir verstehen, warum bestimmte Situationen uns aus der Bahn werfen und wie wir bewusst neue Wege wählen können.

"Zielsetzung und Visualisierung"

Im dritten Kapitel "Zielsetzung und Visualisierung" erkennen wir, dass die Schlüsselressource zur mentalen Meisterschaft in den tiefen Weiten unseres eigenen Geistes verborgen liegt. Wir lernen, klare Ziele zu setzen, die das Produkt intensiver Selbstreflexion sind. Diese Klarheit wird durch die Fähigkeit zur Anpassung ergänzt, denn wahre Meisterschaft zeigt sich in der Fähigkeit, aus unerwarteten Herausforderungen zu lernen und gestärkt hervorzugehen.

Wir begreifen, dass Hindernisse nicht das Ende bedeuten, sondern Wendepunkte darstellen, an denen unsere Resilienz und Anpassungsfähigkeit unter Beweis gestellt werden können

"Umgang mit Rückschlägen und Niederlagen"

In "Umgang mit Rückschlägen und Niederlagen" verstehen Sie, dass die Kunst des Umgangs mit Misserfolgen im Spitzensport unverzichtbar ist. Wahre Größe zeigt sich nicht darin, Niederlagen zu vermeiden, sondern in der Fähigkeit, trotz Hindernissen nach Verbesserung zu streben. Rückschläge sind nicht das Ende, sondern Wendepunkte, die Chancen für Wachstum bieten. Sie lernen, Misserfolge nicht als Entmutigung zu sehen, sondern als Ansporn für größere Anstrengungen zu nutzen. Aus Niederlagen werden wertvolle Gelegenheiten zum persönlichen Wachstum und zur Entfaltung des wahren Potenzials.

"Flow-Zustand und Konzentration"

Im Kapitel "Flow-Zustand und Konzentration" verstehen Sie, wie Sie den faszinierenden Flow-Zustand erreichen können. Im Flow sind Sie höchst konzentriert und erleben eine tiefe Kontrolle und Selbstvergessenheit. Dieser Zustand tritt auf, wenn eine Herausforderung perfekt mit Ihren Fähigkeiten harmoniert. In diesem Kapitel erfahren Sie, wie Sie in diesem Zustand der mentalen und emotionalen Versunkenheit Ihre höchste Leistungsfähigkeit erreichen können.

"Positives Denken und Affirmationen"

Das Kapitel "Positives Denken und Affirmationen" führt Sie in die transformative Macht positiver Gedanken und Affirmationen ein. Sie lernen, wie positive Gedanken und Affirmationen Ihre Emotionen und Handlungen beeinflussen können. Verschiedene Techniken helfen Ihnen, positive Gedanken zu fördern. Sie erfahren, wie der Glaube an sich selbst und die Fähigkeit, sich auf das Gute zu konzentrieren, zu einem erfüllteren und erfolgreichen Leben führen können. Dieses Kapitel zeigt, wie die Kunst des positiven Denkens ein Schlüssel zu Ihrem persönlichen und sportlichen Erfolg sein kann.

"Mentale Stärke"

Im Kapitel "Mentale Stärke" lernen Sie, wie Sie wahre mentale Stärke entwickeln können, die weit über hartes Training und perfekte Technik hinausgeht. Sie verstehen, wie äußere Umstände Ihre innere Welt beeinflussen und wie Sie Ihre Aufmerksamkeit bewusst auf den Prozess des Sports lenken können. Dieser Abschnitt bietet nicht nur die Einsicht in Herausforderungen, sondern auch klare Strategien, um diese Blockaden zu überwinden. Sie lernen, wie Sie Ihre mentale Stärke auf ein völlig neues Level heben können.

"Die neue Identität"

Schließlich tauchen Sie in "Die neue Identität" ein, in dem Sie lernen, wie Sie Ihre eigene Identität transformieren können, sei es im Sport oder im persönlichen Leben. Der Schlüssel liegt in einer tiefgreifenden Verschiebung Ihrer Überzeugungen und der Akzeptanz des wahren Selbst. Dieser Transformationsprozess erfordert kontinuierliches Engagement für persönliche Entwicklung und ermöglicht Ihnen, persönliche Geschichten umzuschreiben, um

Widerstandsfähigkeit und Entschlossenheit zu fördern. Professionelle Anleitung und das Überwinden von Hindernissen unterstützen Sie auf dieser fortwährenden Reise der inneren Stärke und Gelassenheit. Zusammen werden wir diesen Weg der Selbstreflexion und Transformation erkunden und Ihre innere Stärke weiter entfalten.

Kapitel 1

Die Macht des Mentalen

Die Bedeutung von mentaler Stärke im Sport und Leben

Willkommen in der faszinierenden Welt des mentalen Trainings, wo die Kraft des Geistes die Grenzen des Sportlichen überwindet. In der faszinierenden Welt des mentalen Trainings im Sport und im täglichen Leben wird die grundlegende Bedeutung von mentaler Stärke immer offensichtlicher. Sie ist nicht nur ein zusätzlicher Vorteil, sondern ein entscheidender Faktor für den Erfolg in jedem Bereich unseres Lebens. Die Fähigkeit, mentale Hindernisse zu überwinden und eine positive Denkweise zu entwickeln, bildet das Fundament für außergewöhnliche Leistungen.

Im Sport bedeutet mentale Stärke nicht nur, Selbstzweifel zu überwinden, sondern auch, sich in herausfordernden Momenten zu behaupten und trotz Druck und Stress ruhig zu bleiben. Diese Fähigkeit, die mentale Ausdauer zu entwickeln, ermöglicht es Athleten, in entscheidenden Momenten ihr Bestes zu geben und über ihre physischen Grenzen hinauszugehen.

Doch mentale Stärke ist nicht auf den Sport beschränkt. Sie ist ein lebensveränderndes Werkzeug, das uns hilft, auch in schwierigen Situationen außerhalb des Spielfelds zu bestehen. Sie fördert Selbstakzeptanz, Selbstliebe und emotionale Resilienz, was wiederum zu einem ausgewogeneren und erfüllteren Leben führt.

Dieses Buch taucht tief in die Grundlagen der mentalen Stärke ein. Es zeigt nicht nur auf, warum sie so wichtig ist, sondern bietet auch praktische Übungen und bewährte Strategien, um sie in unserem täglichen Leben und im Sport umzusetzen. Durch die Vermittlung dieser lebensverändernden Prinzipien bietet dieses Buch nicht nur Einblicke in mentale Meisterschaft, sondern auch einen klaren Pfad, um sie zu erreichen.

In dieser Entdeckungsreise durch die Grundlagen der mentalen Stärke haben wir nicht nur gelernt, warum sie von entscheidender Bedeutung ist, sondern auch konkrete Werkzeuge kennengelernt, um sie in unserem Alltag und im Sport zu festigen. Doch was sind diese Prinzipien ohne den realen Beweis ihrer Wirksamkeit? Lassen Sie uns daher tiefer in die Welt des Sports und darüber hinaus eintauchen, wo wir uns von den beeindruckenden Lebensgeschichten einiger außergewöhnlicher Athleten und Persönlichkeiten inspirieren lassen können. Diese individuellen Triumphe sind nicht nur physische Höchstleistungen, sondern auch das Ergebnis einer mentalen Stärke, die sie über ihre eigenen Grenzen hinaus getrieben hat. Es sind Geschichten des Sieges, die nicht nur den Körper, sondern auch den Geist herausfordern und so einen klaren Beweis für die Macht der mentalen Stärke liefern. Lasst uns in diese inspirierenden Erzählungen eintauchen und erkunden, wie sie uns nicht nur faszinieren, sondern auch lehren können, wie mentale Stärke uns zu Höchstleistungen und einem erfüllten Leben führen kann.

In den tiefen Geschichten von Erfolg und Triumph, die die Welt des Sports und darüber hinaus prägen, liegt ein gemeinsamer Nenner: die Fähigkeit, die eigene mentale Stärke zu optimieren. Schauen wir uns die inspirierenden Lebensgeschichten einiger bemerkenswerter Athleten und Persönlichkeiten an, die nicht nur physisch, sondern auch mental über sich hinausgewachsen sind.

Denken wir an Athleten, die trotz schier unüberwindbarer Hindernisse ihre Träume erreichten. Ihre Geschichten sind nicht nur eine Huldigung an den menschlichen Geist, sondern auch eine tiefgehende Analyse darüber, wie mentale Stärke die entscheidende Rolle bei ihrer Reise spielte.

Muhammad Ali zum Beispiel, ist einer der berühmtesten Boxer aller Zeiten. Er war bekannt für seine unerschütterliche Selbstvertrauen und seinen unbändigen Willen zum Sieg. Ali wurde in ärmlichen Verhältnissen geboren und musste sich schon früh gegen Diskriminierung und Rassismus behaupten. Er wurde jedoch nie von seinen Zielen abgehalten.

Alis Mentale Stärke zeigte sich in seiner Fähigkeit, auch in schwierigen Momenten zu glauben an sich selbst. So verlor er in seiner Karriere zahlreiche Kämpfe, doch er gab nie auf. Er kämpfte sich immer wieder zurück und gewann schließlich dreimal den Weltmeistertitel im Schwergewicht.

Alis Geschichte ist ein inspirierendes Beispiel dafür, wie mentale Stärke Berge versetzen kann. Er zeigte der Welt, dass alles möglich ist, wenn man an sich selbst glaubt und nie aufgibt.

Oder nehmen wir Simone Biles, als die Turnerin, die sich von einer schweren Verletzung zurückkämpfte.

Sie ist eine der erfolgreichsten Turnerinnen aller Zeiten. Sie hat 32 olympische und Weltmeisterschaftsmedaillen gewonnen, darunter 25 Goldmedaillen. Biles wurde in Ohio geboren und begann im Alter von sechs Jahren mit dem Turnen. Sie zeigte schnell ihr Talent und wurde schon bald zu einer der besten Turnerinnen der Welt.

2018 erlitt Biles eine schwere Knieverletzung. Sie musste mehrere Monate pausieren und verpasste die Weltmeisterschaft. Doch Biles ließ sich von ihrer Verletzung nicht unterkriegen. Sie arbeitete hart an ihrer Genesung und kehrte 2019 zurück auf die Matte.

Biles gewann bei den Olympischen Spielen 2020 in Tokio vier Goldmedaillen und eine Bronzemedaille. Sie zeigte der Welt, dass sie sich von jeder Herausforderung erholen kann.

Ihre Geschichte ist ein Beispiel dafür, wie mentale Stärke eine wichtige Rolle bei der Rehabilitation von Verletzungen spielen kann. Sie zeigte, dass es möglich ist, nach einer schweren Verletzung wieder an die Spitze zurückzukehren.

Die Geschichten von Muhammad Ali und Simone Biles zeigen, wie mentale Stärke die entscheidende Rolle bei der Erreichung von sportlichen Zielen spielen kann. Beide Athleten haben sich trotz schier unüberwindbarer Hindernisse durchgesetzt und ihre Träume erreicht. Ihre Geschichten sind eine Inspiration für alle, die sich mit Herausforderungen konfrontiert sehen.

Diese Geschichten und viele andere sind nicht nur Episoden des Erfolgs, sondern auch Fenster in die Welt der mentalen Meisterschaft. Sie zeigen, dass mentale Stärke nicht nur ein Luxus für Eliten ist, sondern eine Fähigkeit, die in jedem von uns schlummert. Durch den Blick auf diese Beispiele erkennen wir, dass es nicht nur um den Sieg auf dem Spielfeld geht, sondern auch um den Sieg über die eigenen Ängste, Selbstzweifel und Unsicherheiten.

In den kommenden Kapiteln werden wir tiefer in diese Geschichten eintauchen, die emotionalen Höhen und Tiefen erforschen und herausfinden, wie diese außergewöhnlichen Individuen ihre Gedanken, Ängste und Träume meisterten. Ihre Erlebnisse sind nicht nur inspirierend, sondern auch lehrreich und bieten uns wertvolle Einsichten, wie wir unsere eigenen mentalen Fähigkeiten optimieren können, um unsere größten Ziele zu erreichen.

Die wissenschaftliche Grundlage hinter mentaler Stärke und positivem Denken

Im Herzen jeder bemerkenswerten Leistung, sei es im Sport oder im täglichen Leben, liegt ein tiefgreifendes Verständnis für die wissenschaftliche Grundlage hinter mentaler Stärke und positivem Denken. Diese Konzepte sind nicht bloß esoterische Ideen; sie sind fundiert in der Psychologie, der Neurowissenschaft und der Verhaltensforschung.

Vereinfacht gesagt: positives Denken, setzt unsere Potenziale frei. Stellen Sie sich Ihr Potenzial als das erste Puzzlestück vor. Es ist die innewohnende Fähigkeit in Ihnen, die darauf wartet, entfesselt zu werden. Doch Potenzial allein genügt nicht. Das zweite Stück des Puzzles ist die Handlung. Ihre Entscheidungen und Handlungen, oder das Fehlen davon, gestalten Ihre Ergebnisse und formen Ihre Erfahrungen. Wenn Sie ein hohes Potenzial haben, aber von Zweifeln geplagt sind und daher wenig handeln, werden sich Ihre Ergebnisse dementsprechend manifestieren. Wie wir später sehen werden, ist dieser Zusammenhang noch mehr von Identität bestimmt, jedoch können wir unschwer erkennen, dass eine positive Einstellung zu Entscheidungen und Handlungen vorteilhaft ist.

In der Welt der Sportpsychologie zeigt sich, dass das Gehirn eine erstaunliche Fähigkeit zur Umstrukturierung hat, ein Phänomen, das als Neuroplastizität bekannt ist. Es bedeutet, dass unser Denken und unsere Einstellungen nicht in Stein gemeißelt sind, sondern formbar und veränderbar. Positive Gedanken und die bewusste Entwicklung einer optimistischen Perspektive können tatsächlich neuronale Verbindungen stärken und neue synaptische Pfade schaffen.

Darüber hinaus zeigt die Forschung, dass die emotionale Intelligenz, die Fähigkeit, unsere eigenen Emotionen zu erkennen und zu regulieren, einen direkten Einfluss auf unsere mentale Stärke hat. Die Kontrolle über unser emotionales Selbst ermöglicht es uns, auch unter Druck ruhig zu bleiben und kluge Entscheidungen zu treffen.

Dieses Buch gräbt tiefer in diese wissenschaftlichen Erkenntnisse. Es enthüllt nicht nur die biologischen und psychologischen Mechanismen hinter positivem Denken und mentaler Stärke, sondern bietet auch praktische

Anleitungen, um diese Erkenntnisse in unseren Alltag zu integrieren. Es ist nicht nur eine Erkundung der Wissenschaft; es ist ein praktischer Leitfaden, der aufzeigt, wie jeder, unabhängig von seiner Ausgangssituation, die transformative Kraft der mentalen Meisterschaft nutzen kann. Bereit, die Welt der Wissenschaft und der positiven Veränderung zu erkunden? Dann lasst uns gemeinsam auf diese faszinierende Reise gehen und die Grundlagen für ein Leben voller Stärke, Selbstvertrauen und Erfolg legen.

Notizen:

Kapitel 2

Selbstreflexion und Selbstkenntnis

Die Bedeutung der Selbstkenntnis für mentale Stärke

Selbstkenntnis ist der erste Schritt auf dem Weg zur mentalen Stärke. Sie ist der Spiegel, in dem wir uns ehrlich und ungeschönt betrachten können. Die Bedeutung der Selbstkenntnis für unser mentales Wohlbefinden und unsere Stärke kann nicht genug betont werden. Sie ermöglicht es uns, unsere Stärken zu erkennen und zu nutzen, unsere Schwächen zu verstehen und an ihnen zu arbeiten.

In der Tiefe unserer eigenen Gedanken und Emotionen zu graben, erfordert Mut und Entschlossenheit. Es erfordert die Bereitschaft, sich mit den dunklen Ecken unserer Seele auseinanderzusetzen und unsere innersten Überzeugungen und Ängste zu erforschen. Doch in diesem Prozess der Selbstreflexion finden wir nicht nur Klarheit, sondern auch Freiheit.

In den Tiefen unseres eigenen Selbst liegt die Schlüsselkomponente für unsere Entwicklung: die Selbstkenntnis. Es ist das Licht, das auf unsere tiefsten

Überzeugungen und Glaubenssätze fällt, die oft unser Handeln, unsere Emotionen und unsere Identität beeinflussen. Dieses Buch führt uns in die Welt der Selbstkenntnis und zeigt auf, wie sie unser Leben transformieren kann. Lassen Sie uns gemeinsam eintauchen und verstehen, warum bestimmte Situationen uns aus der Bahn werfen und wie wir bewusst neue Wege wählen können.

Schauen wir auf das Modell der Selbstkenntnis, eine faszinierende Struktur aus fünf konzentrischen Kreisen. Die äußerste Schicht repräsentiert unsere Handlungen, die greifbaren Anstrengungen wie Training oder tägliche Rituale. Diese äußeren Handlungen werden von Emotionen angetrieben, die wiederum auf unseren tief verwurzelten Überzeugungen und Glaubenssätzen beruhen, die in der dritten Ebene dieses Modells liegen. Diese Glaubenssätze sind geformt durch unsere Erfahrungen und die Geschichten unserer Vergangenheit, die in uns eine spezifische Identität erschaffen haben. Im Kern dieser Schichten liegt unsere wahre Identität, geformt durch unsere Aktionen, Emotionen, Glaubenssätze und die Geschichten, die wir über uns selbst erzählen.

Die entscheidende Erkenntnis liegt darin, dass dieser Kern unserer Identität transformierbar ist. Es ist der Schlüssel, um unser volles Potenzial zu entfalten. Aber wie erreichen wir das? Der erste Schritt besteht in der Selbstreflexion, einer mächtigen Methode, um das gegenwärtige Selbst zu verstehen und somit den Weg für ein neues Selbst zu ebnen, das unsere Potenziale und Leistungen voll entfesselt.

In den kommenden Abschnitten werden wir verschiedene Methoden der Selbstreflexion erkunden. Wir werden lernen, uns selbst ohne Urteil zu beobachten und unsere inneren Dialoge positiv zu beeinflussen. Wir werden erfahren, wie Achtsamkeit gegenüber unseren Gedanken uns helfen kann, unsere mentale Stärke kontinuierlich zu entwickeln und zu festigen.

Erste einfache Übungen zur Selbstreflexion und Selbstakzeptanz.

In der Welt des Sports ist mentale Stärke genauso wichtig wie körperliche Fitness. Um wahre mentale Meisterschaft zu erreichen, ist es entscheidend, sich selbst zu verstehen und anzunehmen. Dieser Prozess beginnt mit einer einfachen Übung zur Selbstreflexion, die wir als "Der Spiegel der Selbstakzeptanz" bezeichnen.

Setzen Sie sich an einen ruhigen Ort und schließen Sie die Augen. Atmen Sie tief ein und aus, während Sie sich selbst im Spiegelbild Ihres Geistes betrachten. Erlauben Sie sich, alle Gedanken, Zweifel und Urteile loszulassen. Lächeln Sie sich selbst zu und erkennen Sie an, dass Sie ein einzigartiges Individuum sind, voller Stärke und Potenzial.

Nehmen Sie sich einen Moment, um Ihre inneren Qualitäten zu erkennen. Denken Sie an Momente, in denen Sie durch Herausforderungen gewachsen sind, an Erfolge, die Sie erreicht haben, und an die Liebe und Unterstützung, die Sie von anderen erhalten haben. Lassen Sie diese Gefühle der Selbstakzeptanz und Selbstliebe in sich aufsteigen. Diese Selbstakzeptanz ist der Schlüssel zu innerem Frieden und mentaler Stärke. Indem Sie sich selbst anerkennen und lieben, schaffen Sie eine feste Grundlage für Ihre mentale Meisterschaft, die von innen heraus strahlt und Sie zu Höchstleistungen antreibt.

Wenn Sie bereit sind, öffnen Sie Ihre Augen und schreiben Sie in einem Tagebuch auf, was Sie während dieser Übung empfunden haben. Notieren Sie sich die positiven Eigenschaften, die Sie an sich selbst erkennen, und wie Sie sich dabei gefühlt haben. Diese einfache Übung zur Selbstreflexion kann der erste Schritt auf Ihrer Reise zur mentalen Meisterschaft sein.

Was, aber wenn ich bereits an dieser einfachen Übung scheitere? Nun, dazu die Erinnerung an den Anfang des Buches. Wenn Sie nicht vorankommen, machen Sie "Ereignisnotizen". Diese Notizen werden später sehr wichtig für Ihre Transformation sein. Die Notiz betrifft:

Aktionen: Notieren Sie, was Sie getan haben, wenn etwas nicht wie gewünscht funktioniert hat. Zum Beispiel: "Ich habe mich selbst sabotiert" oder "Ich konnte nicht durchhalten."

Emotionen: Halten Sie fest, welche Emotionen Sie empfunden haben. Beispielsweise: "Ich hatte einfach keine Lust" oder "Es kam mir zu schwierig vor und ich fühlte mich nicht selbstsicher genug"

Glaubenssätze: Schreiben Sie auf, welche Überzeugungen, Erwartungen oder Muster in solchen Momenten in Ihrem Kopf präsent waren. Zum Beispiel: "Das habe ich noch nie geschafft."

Geschichten: Denken Sie an die Geschichten, die Sie sich selbst über vergangene Erfahrungen erzählt haben, um zu erklären, warum Sie etwas nicht tun konnten

Wenn Sie dies getan haben und weiter denken: "Alles schön und gut, aber ich kann nichts Positives finden, ich bin einfach nicht gut genug", dann versuchen Sie zuerst mit dieser Vorübung.

Vorübung: ”Ich bin nicht gut genug”:

In einem ruhigen Raum, der nur von Ihrem Atem und den leisen Geräuschen der Umgebung erfüllt ist, setzen Sie sich bequem hin und schließen sanft Ihre Augen. Beginnen Sie, bewusst und tief zu atmen, fühlen Sie den Atem, wie er in Ihren Körper strömt und wieder hinausfließt. Erlauben Sie sich, für einen Moment still zu sein, ohne Urteile und Erwartungen.

Nun, während Sie in dieser stillen Präsenz verweilen, lassen Sie Ihren Geist ohne Zwang zurückblicken, auf der Suche nach den kleinsten Anzeichen von Positivität, die in Ihnen existieren. Diese könnten winzige Momente des Mitgefühls, der Geduld oder der Freundlichkeit sein. Es könnten vergangene Situationen sein, in denen Sie sich selbst oder anderen geholfen haben, sei es auch noch so klein. Auch wenn diese Momente verschwindend gering erscheinen mögen, erlauben Sie sich, sie anzuerkennen, ohne das Bedürfnis zu haben, sie zu bewerten oder zu relativieren.

Gleichzeitig nehmen Sie wahr, wie sich Ihr Körper anfühlt, während Sie diese positiven Anzeichen bemerken. Fühlen Sie den sanften Atem in Ihrer Brust, spüren Sie, wie Ihr Herzschlag ruhig und gleichmäßig ist. Erlauben

Sie sich, in diesem Moment der Selbstbeobachtung zu verweilen, ohne das Bedürfnis, sich zu verändern oder zu verbessern.

Wenn der Gedanke "Ich bin nicht gut genug" auftaucht, erkennen Sie ihn an, ohne sich von ihm überwältigen zu lassen. Betrachten Sie diesen Gedanken wie eine vorüberziehende Wolke am Himmel Ihres Bewusstseins. Sie sind nicht dieser Gedanke; er ist nur ein vorübergehendes Muster in Ihrem Geist.

Öffnen Sie nun behutsam Ihre Augen und kehren Sie in den Raum zurück. Nehmen Sie einen Moment, um zu reflektieren, wie es war, diese Übung durchzuführen. Selbst wenn es schwer war, erinnern Sie sich daran, dass alle Gedanken und Gefühle willkommen sind. Dies ist ein erster Schritt in Richtung Selbstakzeptanz und Achtsamkeit. Jede Wiederholung dieser Übung wird Ihnen helfen, Ihr inneres Licht, auch wenn es noch so klein erscheint, zu erkennen und zu umarmen. Sie sind auf Ihrem Weg zur Selbstliebe und inneren Stärke. Wenn Sie einige positive Eigenschaften gefunden haben, kehren Sie zurück zu der Selbstreflexion und Selbstakzeptanz Übung zurück.

Nach dieser tiefen Selbstreflexion und Achtsamkeitsübung, die Ihnen geholfen hat, sich mit Ihren inneren Gedanken und Gefühlen auseinanderzusetzen, möchten wir uns einer inspirierenden Sportlerngeschichte zuwenden, die verdeutlicht, wie die Kraft der Selbstkenntnis das Leben verändern kann.

Jordan und Veränderung in seiner inneren Einstellung.

In den frühen 1990er Jahren, nachdem Jordan bereits mehrere Meisterschaften gewonnen hatte, verlor er seinen Vater auf tragische Weise. Dieses Ereignis führte zu einer intensiven Selbstreflexion, in der Jordan tiefe Fragen über sein Leben und seine Ziele stellte. Während dieser Phase erkannte er, dass seine Motivation nicht nur vom Wunsch nach Siegen und Ruhm kommen durfte, sondern auch von einer intrinsischen Liebe zum Spiel. Diese Selbsterkenntnis half ihm, einen tieferen Sinn und Zweck in seinem Handeln zu finden.

Diese Veränderung in seiner inneren Einstellung wirkte sich direkt auf sein Spiel aus. Jordan wurde nicht nur physisch besser, sondern auch mental stärker. Er wurde nicht von äußeren Erwartungen angetrieben, sondern von seinem eigenen inneren Streben nach Exzellenz. Seine Fähigkeit, sich selbst zu verstehen und zu akzeptieren, ermöglichte es ihm, in entscheidenden Momenten ruhig zu bleiben und seine Fähigkeiten voll auszuschöpfen. Diese emotionale Intelligenz und Selbstkenntnis waren entscheidend für seine Fähigkeit, unter Druck großartige Leistungen zu erbringen und seine Mannschaft zum Sieg zu führen.

In den späten 2000er Jahren erlebte die Tennisspielerin Serena Williams eine Phase intensiver Selbstreflexion. Nachdem sie sich in einer Reihe von wichtigen Turnieren ungewöhnliche Niederlagen zugezogen hatte, begann sie, tief in sich selbst zu schauen. Während dieser Zeit stellte sie sich Fragen über ihre Motivation und Leidenschaft für das Spiel. Serena erkannte, dass ihre Liebe zum Tennis tiefer gehen musste als nur der Wunsch nach Siegen und Titeln.

Diese Erkenntnis führte zu einer tiefgreifenden Veränderung in ihrer inneren Einstellung zum Tennis. Serena begann, das Spiel aus einer neuen Perspektive zu sehen, nicht nur als Wettkampf, sondern als eine Quelle der Freude und Selbstentfaltung. Diese Selbstkenntnis half ihr, sich von äußeren Erwartungen zu lösen und sich auf ihre eigenen Ziele zu konzentrieren. Sie akzeptierte ihre Stärken und Schwächen, was ihr die Ruhe gab, in entscheidenden Momenten klar zu denken und ihr volles Potenzial zu entfalten. Diese emotionale Intelligenz und Selbstkenntnis waren entscheidend für ihre Fähigkeit, unter Druck außergewöhnliche Leistungen zu erbringen

und sich als eine der besten Tennisspielerinnen aller
Zeiten zu etablieren.

42

Notizen:

Kapitel 3

Zielsetzung und Visualisierung

In den tiefen Weiten des eigenen Geistes liegt die Schlüsselressource zur mentalen Meisterschaft verborgen. Sie beginnt mit der klaren Sicht auf unsere Ziele, einem fokussierten Blick auf das, was wir erreichen wollen. Doch diese Klarheit entsteht nicht im luftleeren Raum. Sie ist das Produkt intensiver Selbstreflexion, einer Reise durch die innersten Gedanken und Emotionen. Durch diese Selbstbetrachtung erkennen wir nicht nur unsere Stärken, sondern auch unser unerschöpfliches Potenzial.

Die wahre Stärke offenbart sich jedoch nicht nur in der klaren Zielsetzung, sondern auch in der Fähigkeit zur Anpassung. Das Leben wirft uns oft unerwartete Herausforderungen entgegen, aber wahre Meisterschaft zeigt sich in der Fähigkeit, aus diesen Herausforderungen zu lernen und gestärkt hervorzugehen. Das bedeutet, Hindernisse nicht als Endpunkte zu sehen, sondern als Wendepunkte, an denen wir unsere Resilienz und Anpassungsfähigkeit unter Beweis stellen können.

In der Tiefe unseres Selbst liegt die Kraft zur Veränderung. Es ist der Glaube an unsere Fähigkeit, uns anzupassen, zu wachsen und zu gedeihen, der uns zu wahren Champions macht. Dieser Glaube, gepaart mit klaren Zielen und der Fähigkeit zur Selbstreflexion, bildet das Fundament für unsere mentale Meisterschaft, eine Reise, die niemals endet, sondern uns ständig zu neuen Höhen treibt.

In der vorangegangenen Erkenntnis über die innere Stärke und Anpassungsfähigkeit liegt der Schlüssel zu unserer mentalen Meisterschaft. Diese Erkenntnis öffnet die Tür zu einer Übung, die uns dabei unterstützt, diese inneren Kräfte zu aktivieren und sie bewusst für unsere persönliche Entwicklung und Zielsetzung zu nutzen. Durch diese Übung tauchen wir tief in unsere eigene Geschichte ein, erkennen Wendepunkte als Möglichkeiten des Wachstums und setzen klare Ziele, gestärkt durch unser inneres Selbstvertrauen. Lasst uns nun diesen Weg der Selbstreflexion und Zielsetzung gemeinsam erkunden.

Einfacher Einstieg zur Selbstreflexion und Zielsetzung:

1.   Vorbereitung: Setzen Sie sich an einen ruhigen Ort, an dem Sie sich wohl und ungestört fühlen. Nehmen Sie sich Zeit für diese Übung, ohne sich von äußeren Ablenkungen beeinträchtigen zu lassen.

2.   Achtsame Atmung: Beginnen Sie mit ein paar tiefen Atemzügen, um sich zu entspannen. Atmen Sie langsam ein und aus, konzentrieren Sie sich auf den Rhythmus Ihrer Atmung und lassen Sie stressige Gedanken los.

3.   Selbstreflexion: Denken Sie über Ihre Lebensgeschichte nach. Betrachten Sie Herausforderungen, die Sie gemeistert haben, und Momente des Stolzes und der Freude. Lassen Sie diese Erinnerungen lebendig werden, als würden Sie ein Buch über Ihr eigenes Leben lesen.

4.   Wendepunkte erkennen: Identifizieren Sie Herausforderungen oder Hindernisse in Ihrem Leben, die

Sie als Wendepunkte betrachten können. Dies könnten schwierige Zeiten sein, in denen Sie gestärkt hervorgegangen sind, oder Momente des Lernens und der Veränderung.

5.   Stärken und Anpassungsfähigkeit: Denken Sie an Ihre inneren Stärken und Fähigkeiten, die Ihnen geholfen haben, Herausforderungen zu bewältigen. Betrachten Sie auch, wie Sie sich in verschiedenen Situationen angepasst haben und daraus gestärkt hervorgegangen sind.

6.   Neue Geschichten schreiben: Betrachten Sie diese Wendepunkte als Kapitel in Ihrem Leben. Schreiben Sie nun eine neue Version dieser Geschichten, in denen Ihre Resilienz, Anpassungsfähigkeit und inneren Stärken im Vordergrund stehen. Beschreiben Sie, wie Sie diese Herausforderungen gemeistert haben und wie Sie gestärkt daraus hervorgegangen sind.

7.   Klare Ziele setzen: Denken Sie über klare und spezifische Ziele nach, die Sie in Ihrem Leben erreichen möchten. Visualisieren Sie diese Ziele lebhaft

und positiv. Betrachten Sie, wie Ihre inneren Stärken und Ihre Fähigkeit zur Anpassungsfähigkeit Ihnen helfen können, diese Ziele zu erreichen.

8.   Abschluss und Dankbarkeit: Beenden Sie die Übung, indem Sie tief durchatmen und sich bewusst machen, dass Sie die Kontrolle über Ihre Geschichte und Ihre Ziele haben. Fühlen Sie Dankbarkeit für Ihre inneren Stärken und die Fähigkeit zur Anpassungsfähigkeit, die Sie auf Ihrem Weg begleiten werden.

Diese erste Selbstreflexion und die bewusste Aktivierung unserer inneren Kräfte bilden den nahtlosen Übergang zur praktischen Anwendung der Visualisierungstechniken. Indem wir in unsere eigene Geschichte eintauchen und unsere Stärken und Herausforderungen verstehen, schaffen wir eine solide Grundlage für die Kraft der Vorstellungskraft. Diese Übung geht über bloße Fantasie hinaus und wird durch die Erkenntnisse aus unserer Selbstreflexion genährt. In diesem Kontext entfalten sich die inneren Bilder zu klaren Zielen, gestärkt durch unser gewonnenes inneres Selbstvertrauen. Dieser bewusste Prozess der

Visualisierung wird zu einem wichtigen Werkzeug, das nicht nur im Sport, sondern auch im Leben selbst transformative Wirkung entfalten kann.

Die Kraft der Visualisierungstechniken im Sport

In der Welt des Spitzensports offenbart sich eine fundamentale Überzeugung: Die wahre Stärke eines Athleten liegt nicht nur in physischer Fitness, sondern auch in der mentalen Vorstellungskraft. Die Kraft der Visualisierungstechniken bildet das Herzstück dieser Philosophie. Sie betont die Bedeutung klarer Vorstellungen und innerer Bilder, die Athleten helfen, sich ihre Ziele in lebhaften Details auszumalen. Doch diese Visualisierung ist nicht bloß eine flüchtige Fantasie; sie wird durch Selbstreflexion genährt.

Athleten lernen, in sich selbst zu schauen, tief in ihre Stärken und Schwächen einzutauchen. Diese Selbstreflexion ermöglicht nicht nur eine klare Vorstellung ihrer Ziele, sondern auch die Anpassungsfähigkeit, die durch Resilienz entsteht. Hindernisse werden nicht als unüberwindliche Barrieren wahrgenommen, sondern als Wendepunkte, die neue Chancen bieten. Die Fähigkeit, sich anzupassen und gestärkt aus Herausforderungen hervorzugehen, ist nicht nur ein Merkmal von Widerstandsfähigkeit, sondern auch ein Weg zur mentalen Meisterschaft.

So bildet die Visualisierungstechnik nicht nur den Rahmen für das Erreichen von Zielen, sondern auch für die innere Stärke, die durch Selbstkenntnis und Widerstandsfähigkeit genährt wird. In diesem Paradigma wird die Vorstellungskraft zur treibenden Kraft, die Athleten hilft, nicht nur physische, sondern auch mentale Höchstleistungen zu erbringen.

Einfache Übung der Visualisierung:

Entspannen Sie sich an einem ruhigen Ort. Schließen Sie die Augen und atmen Sie tief ein und aus, um Ihre Gedanken zu beruhigen. Stellen Sie sich nun vor, Sie befinden sich an einem Ort Ihrer Wahl, vielleicht in Ihrem Wohnzimmer. Spüren Sie die Textur des Bodens unter Ihren Füßen und die Wärme des Raumes um Sie herum. Visualisieren Sie, wie Sie einen einfachen Schritt unternehmen, vielleicht einen Spaziergang durch den Raum oder das Heben eines Gegenstands.

Nun, nachdem Sie diese einfache Handlung in Ihrer Vorstellung durchgeführt haben, öffnen Sie Ihre Augen und führen Sie diese Handlung tatsächlich aus. Spüren Sie die Verbindung zwischen Ihrer Vorstellung und der Realität. Bemerken Sie, wie Ihre Visualisierung Ihre Handlung vorbereitet hat, wie sie Ihre Bewegungen geschmeidiger und Ihr Selbstvertrauen stärker gemacht hat.

Genau wie Sie sich in Ihrer eigenen Umgebung vorstellen können, können Athleten wie Lindsey Vonn ihre Wettkampfsituation visualisieren. Sie fühlen die

Strecke unter ihren Skiern, die Geschwindigkeit des Abstiegs und die Kurven des Weges. Diese Visualisierungstechnik hilft nicht nur dabei, die physischen Bewegungen zu üben, sondern auch, sich mental auf die Herausforderungen vorzubereiten und Ängste zu überwinden.

Die Philosophie hinter dieser Technik liegt in der Macht der Vorstellungskraft. Durch die klare Visualisierung werden nicht nur die physischen Bewegungen trainiert, sondern auch der mentale Zustand gestärkt. Indem man sich vorstellt, wie man erfolgreich eine Aufgabe meistert, wird das Selbstvertrauen gestärkt und Ängste werden abgebaut. Diese Verbindung zwischen Vorstellung und Realität ermöglicht es Athleten, nicht nur körperlich, sondern auch mental auf Höchstleistungen vorbereitet zu sein. Sollten SIe mit dieser Übung Schwierigkeiten haben so kann es vom Vorteil sein zunächst mit der anschließenden Übung Klarheit und Ruhe über eine Woche aufzubauen.

Erinnerung:

Erneut, wenn Sie nicht vorankommen, machen Sie "Ereignisnotizen". Die Notiz betrifft Ihre: Aktionen, Emotionen, Glaubenssätze oder ie Geschichten, die Sie sich selbst über vergangene Erfahrungen erzählen.

Fokussierte Atemübung für Klarheit und Ruhe

In dieser Übung werden wir uns auf unsere Atmung konzentrieren, um Entspannung und Klarheit zu fördern. Diese Übung ist besonders hilfreich für Menschen, die Schwierigkeiten haben, sich zu fokussieren, und kann auch bei ADHS-Symptomen helfen. Wir werden bewusst atmen, um unsere Aufmerksamkeit zu schärfen und gleichzeitig Entspannung zu fördern. Hier nun eine Schritt-für-Schritt-Anleitung:

1. Vorbereitung:

Setzen oder legen Sie sich an einen ruhigen Ort, an dem Sie nicht gestört werden. Schließen Sie sanft die Augen und nehmen Sie einige tiefe Atemzüge, um sich zu entspannen.

2. Bewusste Atmung:

Lenken Sie Ihre Aufmerksamkeit auf Ihren Atem. Spüren Sie, wie die Luft in Ihre Nasenlöcher ein- und ausströmt. Achten Sie darauf, wie sich Ihr Bauch hebt und senkt, während Sie atmen. Konzentrieren Sie sich darauf, wie der Atem Ihren Körper belebt.

3. Zählen Sie Ihre Atemzüge:

Beginnen Sie langsam bis vier zu zählen, während Sie einatmen, und bis vier zu zählen, während Sie ausatmen. Zählen Sie leise in Ihrem Kopf mit jedem Atemzug mit. Dies hilft, Ihre Gedanken zu zentrieren und den Geist zu beruhigen.

4. Visualisierung der Klarheit:

Während Sie weiterhin bewusst atmen und zählen, stellen Sie sich vor, wie Ihr Geist klar und ruhig wird, wie ein ruhiger See an einem sonnigen Tag. Visualisieren Sie, wie störende Gedanken wie Blätter auf der Oberfläche des Sees treiben und dann sanft davonwehen.

5. Achtsame Rückkehr:

Nach ein paar Minuten der bewussten Atmung und der Visualisierung öffnen Sie sanft die Augen. Nehmen Sie sich einen Moment, um zu spüren, wie sich Ihr Körper anfühlt. Fühlen Sie die Klarheit und Ruhe in Ihrem Geist.

Abschluss:

Diese Übung kann jederzeit durchgeführt werden, wenn Sie sich überfordert oder abgelenkt fühlen. Sie kann Ihnen helfen, sich zu beruhigen, Ihren Geist zu klären und sich besser zu fokussieren. Mit regelmäßiger Praxis kann diese Übung Ihre Aufmerksamkeit und Konzentration verbessern und mit der ersten Übung die Leistungsfähigkeit durch Visualisierungen steigern.

Notizen:

Kapitel 4
Umgang mit Rückschlägen und Niederlagen

In der Welt des Spitzensports offenbart sich eine grundlegende Überzeugung: Der Umgang mit Rückschlägen und Niederlagen ist nicht nur eine Kunst, sondern auch eine unverzichtbare Fähigkeit, die jeden Champion auszeichnet. Diese Philosophie betont die Bedeutung von Ausdauer und Leidenschaft, die über reine Begabung hinausgehen. Misserfolge werden nicht als Endpunkte, sondern als Wendepunkte betrachtet, als Chancen, aus denen wir lernen und wachsen können.

Die wahre Größe zeigt sich nicht in der Vermeidung von Niederlagen, sondern im konsequenten Streben nach Verbesserung trotz Hindernissen. Der Weg zum Erfolg ist gepflastert mit Herausforderungen, und diese Hindernisse sind keine Sackgassen, sondern eher Abzweigungen, die uns auf neue Wege führen können. Die Fähigkeit, sich von Rückschlägen nicht entmutigen zu lassen, sondern sie als Ansporn für größere Anstrengungen zu nehmen, ist ein wesentlicher Aspekt dieser Philosophie.

Es geht nicht nur darum, Rückschläge zu überstehen, sondern auch darum, sie als Motivation zu nutzen, um die eigenen Fähigkeiten zu schärfen und die eigenen Grenzen zu überschreiten. Die Mentalität eines Champions sieht in Niederlagen nicht das Ende, sondern den Beginn eines neuen Kapitels, in dem die Entschlossenheit und der Wille zur Weiterentwicklung die treibenden Kräfte sind. So wird aus jeder Niederlage eine Gelegenheit zum Wachsen und zur Entfaltung des wahren Potenzials.

Strategien zur Bewältigung von Misserfolgen und Niederlagen

Die Bewältigung von Misserfolgen und Niederlagen erfordert eine tief verwurzelte Philosophie, die von Champions im Sport und im Leben gleichermaßen praktiziert wird. Diese Philosophie basiert auf einer Reihe von bewährten Strategien, die den Umgang mit Rückschlägen erleichtern und dazu beitragen, gestärkt aus ihnen hervorzugehen.

Eine Schlüsselstrategie ist die Fähigkeit zur Selbstreflexion. Nach einem Misserfolg nehmen sich Hochleistungssportler die Zeit, um in sich zu gehen und ehrlich zu evaluieren, was schiefgelaufen ist. Diese kritische Selbstbetrachtung ermöglicht es, aus Fehlern zu lernen und konkrete Schritte zur Verbesserung zu identifizieren. Die Annahme von Verantwortung für das eigene Handeln und die Entwicklung einer positiven Einstellung sind ebenfalls zentrale Elemente. Sportler nehmen ihre Niederlagen als Verantwortung für ihre eigenen Entscheidungen und Handlungen an, ohne sich selbst zu bestrafen. Stattdessen nutzen sie diese

Erkenntnis, um ihre Fähigkeiten zu schärfen und zielgerichteter voranzuschreiten.

Eine weitere wichtige Strategie ist die Entwicklung von Resilienz. Hochleistungssportler verstehen, dass Rückschläge unvermeidlicher Teil des Weges zum Erfolg sind. Sie stärken ihre Fähigkeit, schwierige Zeiten zu überstehen, indem sie ihre innere Widerstandsfähigkeit aufbauen. Dies geschieht durch mentales Training, das sie auf die Herausforderungen des Lebens vorbereitet.

Darüber hinaus nutzen erfolgreiche Sportler ihre Netzwerke und Unterstützungssysteme. Sie teilen ihre Erfahrungen, holen sich Rat von Mentoren und nutzen die positiven Energien von Freunden und Familie, um ihre Motivation aufrechtzuerhalten.

Zusätzlich spielen klare Zielsetzungen eine wichtige Rolle. Hochleistungssportler setzen sich neue Ziele, die sie nach einem Rückschlag anstreben, was ihnen einen klaren Fokus und eine klare Richtung gibt.

Die letztendliche Strategie ist die Annahme einer langfristigen Perspektive. Champions verstehen, dass Rückschläge oft nur vorübergehende Hindernisse sind und dass der Weg zum Erfolg aus vielen Höhen und Tiefen besteht. Dieser langfristige Blick ermöglicht es,

Rückschläge als Teil der Reise zu akzeptieren und sich auf das Endziel zu konzentrieren. Das ermöglicht Anpassung und Flexibilität die von großer Bedeutung ist. Champions erkennen an, dass sich Situationen langfristig ändern können und dass neue Herausforderungen auftreten werden. Indem sie sich anpassen und neue Strategien entwickeln, bleiben sie nicht nur widerstandsfähig, sondern gehen gestärkt aus jedem Rückschlag hervor. Damit wird jede Niederlage zu einem wertvollen Baustein auf dem Weg zur mentalen Meisterschaft.

Die Kombination dieser Strategien bildet die Grundlage für die Bewältigung von Misserfolgen und Niederlagen, was Hochleistungssportler dazu befähigt, gestärkt und motiviert aus diesen Erfahrungen hervorzugehen.

Diese Strategien bilden die solide Grundlage, um Niederlagen zu bewältigen und gestärkt daraus hervorzugehen. Sie verleihen Champions die Fähigkeit, Misserfolge nicht als Endpunkt zu betrachten, sondern als Meilensteine auf ihrem Weg zur mentalen Meisterschaft. Die Kombination aus langfristigem Denken, Anpassungsfähigkeit und der Fähigkeit, neue Strategien zu entwickeln, ermöglicht es ihnen, die

Widerstandsfähigkeit zu bewahren und gestärkt aus jeder Herausforderung hervorzugehen.

Dieser transformative Weg, den Champions wählen, spiegelt sich in der inspirierenden Reise von Athleten wie Mia Hamm wider. Ihre Geschichte ist ein lebendiges Beispiel dafür, wie die Fähigkeit, aus Misserfolgen zu lernen und sich durch sie zu stärken, nicht nur individuelle Stärke schafft, sondern auch eine kollektive Einheit formt. In den Fußstapfen solcher Sportgrößen erkennen wir, dass wahre Größe nicht nur in Siegen besteht, sondern auch in der Art und Weise, wie wir mit Niederlagen umgehen und uns aus ihnen erheben. Hamm's Entschlossenheit und Führung sind ein Leitfaden für jeden, der lernt, dass Misserfolge nicht das Ende, sondern ein bedeutsamer Teil des Weges zum Erfolg sind. So wird aus jedem Rückschlag eine Möglichkeit zum Wachsen und jeder Niederlage eine Chance für eine beeindruckende Rückkehr.

In den Tiefen von Misserfolgen und Niederlagen fand Mia Hamm nicht nur Enttäuschung, sondern auch eine unerschütterliche Entschlossenheit. Anstatt sich von Rückschlägen entmutigen zu lassen, nutzte sie diese Herausforderungen als Plattform für Wachstum, nicht nur für sich selbst, sondern auch für ihr gesamtes Team. Hamm betrachtete jede Niederlage als eine Gelegenheit zur Verbesserung und zur Stärkung ihrer Mannschaft.

Ihre Bewältigungsstrategie war geprägt von einer bemerkenswerten inneren Ruhe und der Fähigkeit, aus Fehlern zu lernen. Anstatt den Kopf hängenzulassen, analysierte sie jeden Aspekt des Spiels, ihre eigenen Entscheidungen und die Teamdynamik. Diese Selbstreflexion half ihr, Schwächen zu erkennen und in Stärken umzuwandeln.

Die entscheidende Wendung kam, als Hamm ihre persönlichen Lektionen mit dem Team teilte. Sie schuf eine Atmosphäre des Vertrauens und der Offenheit, in der sich jedes Teammitglied frei äußern konnte. Gemeinsam entwickelten sie Strategien, überwanden Schwächen und feilten an ihrer Technik. Hamm setzte nicht nur auf individuelle Brillanz, sondern auf kollektive Intelligenz. Ihre Fähigkeit, die Talente jedes Teammitglieds zu erkennen und zu fördern, ermöglichte es der Mannschaft, eine beispiellose Einheit zu werden.

Durch diese gemeinsame Anstrengung und ihre kluge Führung konnte Mia Hamm nicht nur persönliche Triumphe feiern, sondern auch ihr Team zu

Olympiasiegen und Weltmeisterschaften führen. Ihr Vermächtnis geht über ihre eigenen Erfolge hinaus – es ist die Geschichte einer Athletin, die Misserfolge nicht als Hindernisse, sondern als Treppenstufen betrachtete, die sie und ihr Team zu immer größeren Höhen führten.

Techniken zur Resilienzsteigerung

In den Tiefen des mentalen Trainings verbirgt sich eine leistungsstarke Technik zur Steigerung der Resilienz. Diese Methode lehrt Athleten, wie sie sich von Rückschlägen nicht entmutigen lassen, sondern sie als Möglichkeiten zur persönlichen Stärkung und Entwicklung betrachten können. Die Grundidee besteht darin, nicht den Fokus auf den Misserfolg selbst zu legen, sondern auf die Lehren, die aus jeder Erfahrung gezogen werden können.

Athleten werden ermutigt, nach Niederlagen bewusst in sich selbst zu schauen, nicht nur um Fehler zu erkennen, sondern auch um ihre eigenen Reaktionen zu verstehen. Durch diese Selbstreflexion gewinnen sie Einsicht in ihre Emotionen und Denkmuster, die sie in schwierigen Situationen beeinflussen können. Dieses Bewusstsein bildet die Grundlage für die Entwicklung einer positiven Denkweise und einer resilienten Einstellung.

Die Technik betont auch die Wichtigkeit von Selbstmitgefühl und Selbstakzeptanz. Athleten lernen, sich selbst nicht für Misserfolge zu verurteilen, sondern sich mit Freundlichkeit zu behandeln und sich daran zu erinnern, dass Fehler und Rückschläge Teil des Wachstumsprozesses sind. Diese innere Freundlichkeit schafft eine emotionale Basis, auf der Resilienz aufbauen kann.

Zusätzlich wird die Bedeutung von Zielen und einer klaren Ausrichtung betont. Athleten lernen, langfristige Ziele zu setzen und sich auf den Weg dorthin zu fokussieren, anstatt sich von kurzfristigen Niederlagen entmutigen zu lassen. Dieser klare Blick auf die Zukunft hilft, eine positive und widerstandsfähige Denkweise aufrechtzuerhalten, auch in Zeiten von Rückschlägen.

Schließlich wird die Technik zur Resilienzsteigerung durch verschiedene mentale Übungen und Visualisierungstechniken unterstützt. Athleten werden ermutigt, sich positive Szenarien vorzustellen, in denen sie erfolgreich mit Herausforderungen umgehen. Diese Übungen helfen nicht nur, das Selbstvertrauen zu stärken, sondern ermöglichen es auch, eine resilientere Denkweise zu entwickeln, die in schwierigen Zeiten als Ressource dient.

Diese Technik zur Steigerung der Resilienz ist ein kraftvolles Werkzeug, das Athleten hilft, gestärkt aus Niederlagen hervorzugehen und sie als Schritte auf dem

Weg zum persönlichen Wachstum zu betrachten. Sie betont die Bedeutung von Selbstreflexion, Selbstmitgefühl, klaren Zielen und positiver Denkweise, die zusammen eine unerschütterliche mentale Stärke schaffen.

Übung zur Resilienzsteigerung

Genau wie Hamm und ihr Team in schweren Zeiten wuchsen und sich entwickelten, können auch Sie lernen, Misserfolge als Bausteine für Ihr eigenes Wachstum zu betrachten. Indem Sie sich auf die Lehren aus jeder Herausforderung konzentrieren und sich selbst erlauben, durch Selbstreflexion und Selbstmitgefühl zu wachsen. Es ist die Fähigkeit, aus dem Schatten des Scheiterns ins Licht des Lernens zu treten, die wahre Stärke offenbart und den Weg zu unerschütterlicher mentaler Stärke ebnet.

Finden Sie einen ruhigen Ort, an dem Sie ungestört sind. Schließen Sie die Augen und nehmen Sie einige tiefe Atemzüge, um sich zu entspannen. Denken Sie an eine vergangene Situation, in der Sie eine Niederlage erlebt haben. Versetzen Sie sich wieder in diese Situation und spüren Sie die Emotionen, die damit verbunden sind.

Nun nehmen Sie einen Schritt zurück und betrachten Sie die Situation aus einer neutralen Perspektive. Fragen Sie sich: Welche Gedanken und Überzeugungen habe ich in diesem Moment über mich selbst gehabt? Welche Emotionen haben mich überwältigt? Erlauben Sie sich, diese Emotionen anzuerkennen, ohne sich selbst zu verurteilen.

Als nächstes praktizieren Sie Selbstmitgefühl. Stellen Sie sich vor, Sie sprechen mit einem guten Freund oder einer Freundin, der oder die in derselben Situation ist. Was würden Sie diesem Freund oder dieser Freundin sagen, um sie zu trösten und zu unterstützen? Wendet sich diese Freundlichkeit dann Ihnen selbst zu. Sprechen Sie liebevoll zu sich selbst, erkennen Sie an, dass Niederlagen Teil des Lebens sind und dass Sie trotzdem wertvoll und stark sind.

Reflektieren Sie über Ihre langfristigen Ziele. Erinnern Sie sich daran, was Sie langfristig erreichen möchten und wie diese Niederlage in diesem größeren Bild passt. Visualisieren Sie sich selbst auf dem Weg zu diesen Zielen, sehen Sie die Hürden und Niederlagen als kleine Stolpersteine, nicht als unüberwindbare Mauern.

Öffnen Sie langsam die Augen und kehren Sie in den gegenwärtigen Moment zurück. Denken Sie darüber nach, wie diese Übung Ihre Perspektive auf die vergangene Niederlage verändert hat. Erinnern Sie sich daran, dass Sie, durch Selbstreflexion, Mitgefühl und das Halten an Ihren langfristigen Zielen, eine resilientere Denkweise entwickeln können, die Ihnen hilft, auch in schwierigen Zeiten stark zu bleiben.

Übung: Das Credo des Athleten

Das Auswendiglernen und Aufsagen des "Credo des Athleten" ist eine weitere sinnvolle und resilienzfördernde Übung für Sportler, die mentale Meisterschaft anstreben, aus mehreren Gründen:

Selbstaffirmation und Selbstvertrauen: Indem Sportler das Credo auswendig lernen und aufsagen, wiederholen sie positive Affirmationen und stärken dadurch ihr Selbstvertrauen. Die Wiederholung positiver Aussagen über die eigene Stärke und Entschlossenheit trägt dazu bei, ein starkes Selbstbild zu formen.

Mentale Widerstandsfähigkeit: Das Credo betont den Umgang mit Rückschlägen, die Fähigkeit, in schwierigen Zeiten standhaft zu bleiben und wieder aufzustehen. Diese Botschaften werden durch das Auswendiglernen gefestigt und dienen als mentale Ressource in herausfordernden Situationen.

Fokussierung und Konzentration: Das Auswendiglernen erfordert Konzentration und Aufmerksamkeit. Diese Übung schult die Fähigkeit, sich auf eine Aufgabe zu fokussieren und unterstützt die Entwicklung von mentaler Disziplin.

Stärkung des Gemeinschaftsgefühls: Indem Sportler das Credo gemeinsam lernen und aufsagen, wird ein Gefühl der Gemeinschaft und Zusammengehörigkeit gestärkt. Dieses Gemeinschaftsgefühl kann eine unterstützende Umgebung schaffen, in der Sportler sich gegenseitig stärken und motivieren können.

Stressreduktion: Das Auswendiglernen kann als eine Art Meditation dienen. Durch die Wiederholung positiver Aussagen können Stress und negative Gedanken reduziert werden, was zu einem ruhigeren und klareren Geist führt.

Entwicklung von Disziplin: Das regelmäßige Üben des Auswendiglernens erfordert Disziplin und Ausdauer. Diese Fähigkeiten sind nicht nur im Sport, sondern auch im täglichen Leben von großer Bedeutung und können durch diese Übung entwickelt werden.

Insgesamt trägt das Auswendiglernen und Aufsagen des "Credo des Athleten" dazu bei, nicht nur die mentale Widerstandsfähigkeit zu stärken, sondern auch wichtige mentale Fähigkeiten zu entwickeln, die für den Erfolg im Sport und im Leben von entscheidender Bedeutung sind. Das Credo kann natürlich für jeden Sportler angepasst werden. Hier ist ein Grundkonzept:

Das Credo des Athleten

Angesichts von Herausforderungen und Unsicherheiten existiert eine besondere Art von Athlet, bereit, dem Ruf zur Größe zu folgen. Ein gewöhnlicher Mensch mit außergewöhnlichem Ehrgeiz zum Erfolg. Geschmiedet im Feuer der Widrigkeiten, stehen sie Seite an Seite mit den besten Athleten der Welt, um ihr Spiel, ihr Team und ihre Lebensweise zu verbessern.

Ich bin dieser Athlet.

Meine Medaille ist ein Symbol für Ehre und Erbe. Von Generation zu Generation weitergegeben, verkörpert sie das Vertrauen derer, mit denen ich stehe. Indem ich die Medaille trage, übernehme ich die Verantwortung für meinen gewählten Weg und meine Lebensweise.

Es ist ein Privileg, das ich mir jeden Tag verdienen muss.

Meine Loyalität zu meinem Team und meinem Sport ist unerschütterlich. Ich diene demütig als

Beschützer meiner Mitathleten, immer bereit, diejenigen zu unterstützen, die kämpfen. Ich prahle nicht mit meinen Erfolgen, suche keine Anerkennung für meine Siege. Ich nehme die Herausforderungen meiner Reise bereitwillig an und setze den Fortschritt und das Wohlergehen meines Teams über meine eigenen Interessen.

Ich konkurriere mit Ehre, sowohl auf als auch neben dem Spielfeld. Die Fähigkeit, meine Emotionen und Handlungen unter allen Umständen zu kontrollieren, unterscheidet mich von meinen Kollegen. Unerschütterliche Integrität ist mein Maßstab. Mein Charakter und meine Ehre sind unerschütterlich. Mein Wort ist mein Pfand.

Wir erwarten Führung und verkörpern sie. In Abwesenheit von Anweisungen werde ich das Ruder übernehmen, meine Teamkollegen anleiten und unsere Ziele erreichen. Ich führe durch meine Taten in allen Situationen.

Ich werde niemals aufgeben.

Ich bestehe und blühe im Angesicht von Widrigkeiten. Meine Unterstützer erwarten, dass ich körperlich robuster und mental schärfer bin als meine Gegner. Wenn ich niedergeschlagen werde, werde ich jedes Mal wieder aufstehen. Ich werde jede Faser meines Willens mobilisieren, um meine Teamkollegen zu unterstützen und unsere Ziele zu erreichen.

Ich werde niemals besiegt.

Wir verlangen Disziplin. Wir gedeihen auf Innovation. Die Siege meiner Teamkollegen und der Erfolg unserer Mission hängen von mir ab - von meiner technischen Fähigkeit, meiner taktischen Expertise und meiner Aufmerksamkeit für Details. Mein Training ist niemals abgeschlossen.

Wir bereiten uns auf Schlachten vor und streben nach Siegen. Ich stehe bereit, mein volles Potenzial einzusetzen, um meine Ziele und die von meinem Team gesetzten Bestrebungen zu erreichen. Die Ausführung meiner Fähigkeiten wird schnell und wirkungsvoll sein, wenn erforderlich, doch immer von den Prinzipien geleitet, die ich aufrechterhalten will.

Mutige Athleten haben gekämpft und triumphiert, und sie haben die stolze Tradition und den respektierten Ruf aufgebaut, die ich mich verpflichte aufrechtzuerhalten. In den härtesten Momenten stärkt mich das Erbe meiner Kollegen und lenkt jede meiner Bewegungen unbemerkt.

Ich werde nicht wanken.

Notizen:

Kapitel 5

Flow-Zustand und Konzentration

Im Flow-Zustand taucht der Mensch in eine Tätigkeit ein, vollständig fokussiert und in einem Zustand völliger Kontrolle und Selbstvergessenheit. Diese Eintauchung bedeutet, dass die Person so intensiv in die Aufgabe vertieft ist, dass alles andere um sie herum verblassen zu scheint. Die Wahrnehmung von Zeit verändert sich; Minuten können wie Sekunden erscheinen. In diesem Zustand fühlt sich jede Handlung mühelos an, als würde sie von selbst geschehen. Die Person erlebt ein intensives Gefühl der Freude und Zufriedenheit, während sie die Tätigkeit ausführt.

Flow tritt auf, wenn eine Person eine Herausforderung findet, die perfekt mit ihren Fähigkeiten korrespondiert. In diesem Zustand werden äußere Ablenkungen ausgeblendet, und die volle Aufmerksamkeit ist auf die Aufgabe gerichtet. Es ist ein Zustand des mentalen und emotionalen Eintauchens, in dem die Welt um einen herum verschwindet und nur die gegenwärtige Aktivität zählt. Dieser Zustand der Versunkenheit, des

Kontrollgefühls und der Selbstvergessenheit bildet die Essenz des Flow-Erlebnisses.

Flow-Zustands wie man ihn erreichen kann:

Im Flow-Zustand zu sein erfordert eine optimale Balance zwischen Herausforderung und Fähigkeit. Diese Methode betont diese Balance und bietet klare Schritte, um diesen begehrten Zustand zu erreichen.

Schritt 1: Finden Sie eine Aufgabe, die Sie herausfordert, aber auch machbar ist.

Es beginnt damit, eine Aufgabe zu finden, die den richtigen Grad an Herausforderung bietet. Sie sollte anspruchsvoll genug sein, um Ihre Fähigkeiten zu nutzen, aber nicht so schwierig, dass Sie überfordert werden. Die Aufgabe sollte etwas sein, das Sie gerne tun und in dem Sie bereits Fähigkeiten haben.

Schritt 2: Konzentrieren Sie sich auf die Aufgabe und lassen Sie sich von Ablenkungen nicht stören.

Sobald Sie die passende Aufgabe gefunden haben, ist es entscheidend, sich vollständig darauf zu fokussieren. Schalten Sie Ablenkungen wie Telefon oder soziale

Medien aus und finden Sie einen ruhigen Ort, um ungestört zu arbeiten. Setzen Sie klare Grenzen und erstellen Sie eine Umgebung, die Ihre Konzentration fördert.

Wenn Ihnen Konzentrieren, können Sie die folgenden Techniken anwenden:

Atmen Sie tief ein und aus: Nehmen Sie sich einen Moment, um bewusst tief ein- und auszuatmen. Diese einfache Aktion kann Ihnen helfen, sich zu beruhigen und Ihre Aufmerksamkeit zu fokussieren.

Fokussieren Sie sich auf Ihre Sinne: Lenken Sie Ihre Aufmerksamkeit auf Ihre Sinne. Spüren Sie, wie der Boden unter Ihren Füßen ist, hören Sie bewusst die Geräusche um Sie herum und nehmen Sie die verschiedenen Gerüche und Aromen wahr. Indem Sie Ihre Sinne schärfen, können Sie im Hier und Jetzt präsent sein.

Achten Sie auf Ihre Gedanken und Gefühle: Seien Sie achtsam gegenüber Ihren Gedanken und Emotionen. Beobachten Sie sie, ohne sie zu bewerten oder zu analysieren. Dies hilft Ihnen, sich bewusster über Ihre inneren Zustände zu werden und sie besser zu kontrollieren.

Akzeptieren Sie diese Gedanken und Gefühle und lassen Sie los. Sie können Sie notfalls kurz notieren und kehren Sie zu Schritt 2 zurück.

Schritt 3: Vertrauen Sie Ihren Fähigkeiten und glauben Sie an sich selbst.

Ein starkes Selbstvertrauen ist ein Schlüssel zum Flow-Zustand. Setzen Sie sich realistische Ziele und erinnern Sie sich daran, was Sie bereits erreicht haben. Lernen Sie aus Fehlern und sehen Sie sie als Teil des Lernprozesses an. Ein gesundes Selbstvertrauen ermöglicht es Ihnen, sich voll und ganz auf die Aufgabe zu konzentrieren.

Schritt 4: Erlauben Sie sich, in den Moment einzutauchen und die Erfahrung zu genießen.

Wenn Sie in Flow sind, lassen Sie sich vollständig auf den Moment ein. Atmen Sie tief durch und lassen Sie alle Gedanken an Vergangenheit oder Zukunft los. Konzentrieren Sie sich auf Ihre Sinne und fühlen Sie, wie sich Ihre Fähigkeiten mühelos entfalten. Erlauben Sie sich, die Freude und Befriedigung dieser Erfahrung zu spüren, und genießen Sie jeden Augenblick. Indem Sie diese Schritte befolgen, können Sie in den Flow-Zustand eintauchen und Ihre volle Leistungsfähigkeit entfalten.

Flow auf Abruf:

Die meisten Athleten haben in der Ausübung der Sportart den Flowzustand oder einer Form davon erlebt. Zur Steigerung der Leistungsfähigkeit ist es sinnvoll diesen auch ohne die Reize der Sportart diesen herbeizuführen. So kann auch das Üben des Flow-Zustands während alltäglicher, nicht-sportlicher Arbeit für den Athleten mehrere Vorteile bieten, die sich später bei ihrer sportlichen Leistung und mentalen Meisterschaft auszahlen können:

Mentale Konditionierung: Durch das regelmäßige Erreichen des Flow-Zustands bei alltäglichen Aufgaben entwickeln Sportler eine mentale Gewohnheit, sich in einen konzentrierten und fokussierten Zustand zu versetzen. Diese Konditionierung ermöglicht es ihnen, diesen mentalen Zustand auch während des Trainings und Wettkämpfe leichter abzurufen.

Stressbewältigung: Im Flow-Zustand sind Athleten weniger anfällig für Stress und Druck. Indem sie lernen, diesen Zustand während ihrer nicht-sportlichen Arbeit zu erreichen, entwickeln sie effektive Stressbewältigungsstrategien. Wenn sie dann in stressigen sportlichen Situationen sind, können sie auf diese Strategien zurückgreifen, um ruhig zu bleiben und klare Entscheidungen zu treffen.

Verbesserte Konzentration: Der Flow-Zustand ist gekennzeichnet durch tiefe Konzentration und ein völliges Aufgehen in der Tätigkeit. Hochleistungssportler, die diese Fähigkeit im beruflichen Umfeld entwickeln, können ihre Konzentration auch auf den Sport übertragen. Dies ist besonders hilfreich bei Sportarten, die hohe Konzentration und Aufmerksamkeit erfordern.

Steigerung des Selbstvertrauens: Durch das wiederholte Erleben des Flow-Zustands bei alltäglichen Aufgaben entwickeln Athleten ein gesteigertes Selbstvertrauen in ihre Fähigkeit, mentale Herausforderungen zu meistern. Dieses gestärkte Selbstvertrauen überträgt sich auf den Sport, was ihnen hilft, selbstbewusster und überzeugter aufzutreten.

Förderung der Selbstregulation: Hochleistungssportler lernen, im Flow-Zustand ihre Handlungen und Gedanken zu kontrollieren. Diese Selbstregulation ist entscheidend für die mentale Meisterschaft im Sport. Wenn sie diese Fähigkeit außerhalb des Sports entwickeln, können sie sie bewusst im Sport einsetzen, um ihre Leistung zu steigern und sich von äußeren Ablenkungen zu isolieren.

Gesteigerte Leistungsfähigkeit: Der Flow-Zustand ist bekannt dafür, die kognitive und kreative Leistungsfähigkeit zu steigern. Indem Athleten diesen Zustand bei ihrer alltäglichen Arbeit üben, verbessern sie ihre Denkfähigkeiten und können diese dann im Sport nutzen, um schnellere Entscheidungen zu treffen und innovative Lösungen für Herausforderungen zu finden.

Insgesamt ermöglicht es Sportler, den Flow-Zustand in verschiedenen Kontexten zu erleben und zu beherrschen, ihre mentale Stärke zu entwickeln und sie dann gezielt im sportlichen Bereich einzusetzen, um ihre Leistung und mentale Meisterschaft zu verbessern.

Hier einige wichtige Faktoren:

Der Flow-Zustand, jener Zustand, in dem wir uns vollkommen vertieft und produktiv fühlen, variiert natürlich von Person zu Person und wird oft in persönlichen Worten beschrieben. Dennoch gibt es einige gemeinsame Faktoren, die Ihnen helfen können, diesen Zustand während Ihrer alltäglichen Arbeit zu erreichen. Hier sind einfache Schritte, die Sie in Ihrem täglichen Leben befolgen können, um in den Flow State zu gelangen:

1. Finden Sie das richtige Gleichgewicht zwischen Anforderung und Fähigkeit: Achten Sie darauf, dass die Ihnen gestellten Aufgaben weder zu herausfordernd noch zu einfach sind. Der Flow-Zustand entsteht, wenn eine Balance zwischen den Anforderungen und Ihren Fähigkeiten besteht. Zu hohe Anforderungen können Stress verursachen, während zu einfache Aufgaben Langeweile fördern.

2. Setzen Sie klare Ziele: Definieren Sie klare Ziele für Ihre Arbeit. Klare Ziele helfen Ihnen zu verstehen, was

Sie erreichen möchten, und ermöglichen es Ihnen, fokussiert zu bleiben.

3. Reduzieren Sie Ablenkungen: Schalten Sie Benachrichtigungen aus, nutzen Sie den "Bitte nicht stören"-Modus und planen Sie Zeiten ohne Unterbrechungen ein. Ablenkungen verhindern, dass Sie in den Flow State gelangen.

4. Vermeiden Sie Multitasking: Konzentrieren Sie sich auf eine Aufgabe zur gleichen Zeit. Multitasking zwingt Ihr Gehirn, zwischen verschiedenen Aufgaben hin- und herzuspringen, was den Flow unterbricht.

5. Erzwingen Sie es nicht: Der Flow-Zustand kann nicht erzwungen werden. Wenn es heute nicht klappt, ist das in Ordnung. Zwingen Sie sich nicht dazu. Konzentrieren Sie sich stattdessen auf die Arbeit, die vor Ihnen liegt.

6. Tun Sie etwas, das Ihnen gefällt: Der Flow State wird durch intrinsische Motivation angetrieben. Wenn Sie

etwas tun, das Ihnen Freude bereitet und befriedigend ist, ist es wahrscheinlicher, dass Sie in den Flow kommen.

Indem Sie diese einfachen Schritte befolgen und sich auf Ihre Arbeit konzentrieren, können Sie Ihre Chancen erhöhen, in den Flow State zu gelangen, selbst wenn es nicht immer sofort geschieht.

Im Kontext von Flow und herausragender sportlicher Leistung, spielt die Fähigkeit, den Augenblick zu schätzen und vollständig in ihm aufzugehen, eine entscheidende Rolle. Beispielhaft hier ist Usain Bolt mit seiner Fähigkeiten sich zu konzentrierten, um im Flow zu sein. Es ermöglichen ihn in einem Zustand optimaler Leistung und Konzentration zu verweilen. Diese Techniken sind nicht nur für Athleten, sondern auch für jeden, der seine volle Potenzial entfalten möchte, von unschätzbarem Wert. Sie bieten die Möglichkeit, das Beste aus sich selbst herauszuholen und in jedem Moment die eigene Fähigkeit zu optimieren. Wie genau dieser Zustand erreicht werden kann, ist von Person zu Person unterschiedlich, aber die Philosophie hinter dem Flow-

Zustand bleibt für alle gleich: sich im Hier und Jetzt vollständig zu entfalten.

Usain Bolt, zweifellos einer der bemerkenswertesten Athleten unserer Zeit, hat in seiner beispiellosen Karriere außergewöhnliche Leistungen erbracht. Als der schnellste Mensch der Welt, der Weltrekorde über 100 Meter, 200 Meter und 4x100 Meter hält, fand er sich oft im Flow-Zustand wieder, wenn er an Wettkämpfen teilnahm. Für Bolt war der Flow-Zustand ein Zustand, in dem er sich vollständig auf die Strecke und seine eigene Leistung konzentrierte, ohne sich von der Konkurrenz ablenken zu lassen.

Seine Methode, um diesen Zustand der optimalen Leistung und Konzentration zu erreichen, kombinierte verschiedene Elemente, die seine Fähigkeit, im Flow zu sein, verstärkten.

Intensives Training: Bolt widmete sich intensivem Training, um seine Fähigkeiten kontinuierlich zu verbessern und sich auf neue Herausforderungen vorzubereiten. Täglich mehrere Stunden Training, einschließlich Sprints, Krafttraining und

Ausdauertraining, halfen ihm, nicht nur physisch, sondern auch mental auf den Wettkampf vorbereitet zu sein. Das intensive Training trug dazu bei, sein Selbstbewusstsein zu stärken und ihn zu befähigen, sich den Herausforderungen selbstbewusst zu stellen.

Konzentration auf Ziele: Eine der Schlüsselstrategien von Bolt bestand darin, sich auf klare Ziele zu fokussieren. Für jeden Wettkampf hatte er konkrete und anspruchsvolle Ziele, wie beispielsweise den Gewinn der Goldmedaille bei den Olympischen Spielen. Die Konzentration auf diese Ziele half ihm, seine Energie und Aufmerksamkeit auf die unmittelbare Aufgabe zu lenken und Ablenkungen zu vermeiden.

Meditation: Als weiteren Teil seiner Methode nutzte Bolt Meditation, um sich zu entspannen und seine Gedanken zu beruhigen. Vor Wettkämpfen praktizierte er Meditation, um sich von der Aufregung des Wettbewerbs zu lösen und in einen ruhigen und fokussierten mentalen Zustand zu gelangen. Dies half ihm, seinen Geist zu klären und den Stress abzubauen.

Diese Elemente, kombiniert mit Bolt's unglaublichem Talent, sind ein herausragendes Beispiel dafür, wie die Anwendung dieser Techniken Athleten in die Lage versetzen kann, im Flow-Zustand herausragende Leistungen zu erbringen. Bolt's Erfolgsgeschichte zeigt eindrucksvoll, wie die gezielte Anwendung von Flow-Techniken zu außergewöhnlichen sportlichen Erfolgen führen kann.

Notizen:

Kapitel 6

Positives Denken und Affirmationen

Die Philosophie des positiven Denkens ist mehr als nur eine Idee; sie ist eine kraftvolle Lebenshaltung, die unser Verhalten und unsere Ergebnisse beeinflussen kann. Durch die bewusste Kontrolle unserer Gedanken erkennen wir die transformative Macht positiver Gedanken. Diese Philosophie beruht auf der Überzeugung, dass unsere Denkmuster unsere Realität formen können.

Positive Gedanken sind keine leeren Worte; sie haben die Kraft, unsere Emotionen und Handlungen zu beeinflussen. Die Kontrolle über unsere Gedanken liegt in unserer Hand, und wir können wählen, positive Gedanken zu hegen, auch wenn uns negative Gedanken überfallen. Es geht darum, sich auf das Gute zu konzentrieren, um mehr Positives ins Leben zu ziehen.

Verschiedene Techniken helfen dabei, positive Gedanken zu fördern. Positive Affirmationen sind wie Mantras, die uns stärken, wie zum Beispiel: "Ich bin stark" oder "Ich kann alles erreichen, was ich will".

Dankbarkeit öffnet uns für die positiven Aspekte des Lebens und lässt uns schätzen, was wir haben. Visualisierung ermöglicht es, sich vorzustellen, wie man seine Ziele erreicht, und schafft einen klaren Weg zum Erfolg.

Wissenschaftliche Studien stützen die Wirksamkeit des positiven Denkens. Untersuchungen haben gezeigt, dass positive Menschen glücklicher, gesünder und erfolgreicher sind. In verschiedenen Bereichen wie Sport und Bildung verbessern positive Gedanken die Leistungsfähigkeit. Dies bedeutet jedoch nicht, dass positives Denken die einzige Voraussetzung für Erfolg ist. Es ist eine starke Basis, die in Verbindung mit harter Arbeit, Hingabe und Talent uns helfen kann, unsere Ziele zu erreichen.

Die Philosophie des positiven Denkens zeigt sich im Leben von Menschen in verschiedenen Situationen. Ein Sportler, der an seine Stärken glaubt, ist besser in der Lage, seine Ziele zu erreichen. Ein Geschäftsmann, der an sich selbst und seine Fähigkeiten glaubt, hat bessere Chancen auf Erfolg. Eine Person, die sich auf das Positive in ihrem Leben konzentriert, erfährt mehr Glück und Zufriedenheit. Natürlich gibt es Momente, in denen wir negative Gedanken zulassen müssen, um zu lernen und zu wachsen. Aber im Großen und Ganzen ist die Kunst, sich auf das Positive zu fokussieren, ein Schlüssel zu einem erfüllten Leben.

Die Wirkung von positiven Gedanken und Affirmationen auf die Leistung

Die Relevanz der positiven Denkweise wird noch deutlicher, wenn wir ihre transformative Wirkung in verschiedenen Lebensbereichen untersuchen. Wie bereits erwähnt, beeinflusst sie Sportler, Geschäftsleute und Einzelpersonen in ihrem täglichen Leben. Wir können nicht leugnen, dass positive Gedanken und Affirmationen eine starke Triebkraft sind, um unsere Leistungsfähigkeit zu steigern.

Die transformative Wirkung von positiven Gedanken und Affirmationen erstreckt sich über verschiedene Lebensbereiche wie Sport, Bildung und Beruf. Diese positiven Denkmuster bieten eine Vielzahl von Vorteilen, die unsere Leistungsfähigkeit steigern können.

Verbesserte Motivation: Wenn wir an uns selbst und unsere Fähigkeiten glauben, werden wir von positiven Gedanken motiviert. Dieser Glaube spornt uns an, hart zu arbeiten und beharrlich unsere Ziele zu verfolgen.

Verringerte Angst und Stress: Positive Gedanken wirken wie ein Schutzschild gegen Ängste und Stress. Durch die Fokussierung auf das Positive verringern sie die Überwältigung durch negative Emotionen und ermöglichen es uns, klarer zu denken und gelassener zu handeln.

Verbesserte Konzentration: Indem wir uns auf das Positive konzentrieren, filtern wir Ablenkungen aus. Dies ermöglicht eine gesteigerte Konzentration auf unsere Aufgaben, wodurch unsere Leistungsfähigkeit gesteigert wird.

Verbesserte Kreativität: Positive Gedanken eröffnen uns neue Horizonte der Kreativität. Wenn wir optimistisch sind, sind wir bereit, innovative Ideen zu erforschen und Risiken einzugehen, was unsere Kreativität fördert.

98

Es gibt verschiedene Techniken, um diese positiven Gedanken zu kultivieren:

Positive Affirmationen: Das regelmäßige Wiederholen positiver Sätze wie "Ich bin stark" oder "Ich kann alles erreichen, was ich will" verstärkt unsere Selbstüberzeugung.

Dankbarkeit: Die bewusste Wahrnehmung und Wertschätzung positiver Aspekte des Lebens fördert eine optimistische Denkweise.

Visualisierung: Die Vorstellungskraft, wie wir unsere Ziele erreichen, verstärkt unseren Glauben an unsere Fähigkeiten und motiviert uns, diese zu realisieren.

Diese Eigenschaften unterstützen die Entwicklung einer positiven und leistungsfähigen Identität des Sportlers, die eine unerschütterliche Gewissheit über die wahren Potenziale ermöglicht, aus denen er herausragende Ergebnisse im Sport erzielen kann.

Positives Denken und Affirmationen erzeugen mit der Zeit Glaubenssätze, die der Ort sind, an dem die wahrhaft transformative Magie geschieht. Viele Sportler fallen in eine von drei Kategorien: diejenigen mit großem Potenzial, aber schwachen Überzeugungen; diejenigen mit begrenztem Potenzial, aber starken Überzeugungen; und diejenigen mit großem Potenzial und starken Überzeugungen. Die letzte Gruppe, diejenigen mit großem Potenzial und tief verwurzelten Überzeugungen, erreicht bemerkenswerte Erfolge.

Das Geheimnis liegt in der Entwicklung einer positiven und leistungsfähigen Identität, die eine unerschütterliche Gewissheit über die vorhandenen Potenziale birgt. Wenn Sie sicher sind, dass Ihre Handlungen zu Ihrem gewünschten Ergebnis führen werden, schöpfen Sie Ihr volles Potenzial aus. Diese Gewissheit befeuert massive Handlungen, die wiederum unglaubliche Ergebnisse hervorbringen. Diese Ergebnisse stärken Ihre neue Identität, die überzeugt ist, sämtliche Potenziale zu entfesseln. So entsteht ein sich selbst verstärkender Kreislauf aus Identität, Selbstvertrauen,

Handeln und Erfolg. Dies kann mit positiven Denkmustern und Affirmationen eingeleitet werden.

Affirmationen:

Eine effektive Methode zur Entwicklung positiver Denkmuster ist die regelmäßige Verwendung von positiven Affirmationen. Diese Affirmationen sind positive Aussagen, die wir uns selbst wiederholen, um unsere Gedanken in eine positive Richtung zu lenken und negative Emotionen zu überwinden. Es ist entscheidend, dass wir diese Affirmationen täglich für mindestens 15 Minuten wiederholen, sei es durch lautes Sprechen oder leises Selbstsagen. Dabei ist es von großer Bedeutung, dass wir fest an die Aussagen glauben, während wir sie wiederholen.

Schritt-für-Schritt-Anleitung zur Entwicklung und Optimierung positiver Affirmationen:

1. Selbstreflexion: Beginnen Sie mit einer ehrlichen Selbstreflexion. Identifizieren Sie die Bereiche in Ihrem Leben, in denen Sie positive Veränderungen herbeiführen möchten. Es könnten Selbstvertrauen, Beziehungen, Karriere oder persönliche Ziele sein.

2. Formulierung der Affirmationen: Denken Sie über positive Aussagen nach, die mit Ihren Zielen und Wünschen in Verbindung stehen. Diese Aussagen sollten im gegenwärtigen Zustand formuliert werden, als ob Sie Ihr Ziel bereits erreicht hätten. Zum Beispiel: "Ich strahle Selbstvertrauen aus und meistere Herausforderungen mühelos."

3. Aufnahme mit dem Handy: Nehmen Sie Ihre positiven Affirmationen auf Ihrem Handy auf. Sprechen Sie die Affirmationen klar und deutlich aus, mit Überzeugung und positiver Energie. Wiederholen Sie sie mehrmals, um ein Gefühl der Gewissheit und Überzeugung zu entwickeln.

4. Tägliche Wiederholung: Hören Sie sich Ihre aufgezeichneten Affirmationen täglich an. Wählen Sie einen festen Zeitpunkt, zum Beispiel morgens nach dem Aufwachen oder abends vor dem Schlafengehen. Während des Hörens visualisieren Sie die Aussagen und versuchen Sie, sie wirklich zu fühlen.

5. Selbstreflexion und Optimierung: Nach einigen Tagen oder Wochen nehmen Sie sich Zeit für eine erneute Selbstreflexion. Denken Sie über Ihre Reaktionen auf die Affirmationen nach. Welche fühlen sich authentisch an? Welche lösen positive Emotionen aus? Diejenigen, die sich richtig anfühlen, können beibehalten werden. Für diejenigen, die nicht richtig sitzen, versuchen Sie, sie umzuformulieren, damit sie persönlicher und stärker mit Ihren Gefühlen verbunden sind.

6. Kontinuierliche Anpassung: Ihre Bedürfnisse und Ziele können sich im Laufe der Zeit ändern. Passen Sie Ihre Affirmationen entsprechend an. Seien Sie flexibel und offen für Veränderungen in Ihren Zielen und Wünschen.

Indem Sie diese Schritte befolgen, können Sie nicht nur positive Affirmationen entwickeln, die wirklich zu Ihnen passen, sondern auch eine effektive Methode zur Selbstmotivation und Selbststärkung schaffen. Die regelmäßige Wiederholung dieser Affirmationen wird Ihnen helfen, ein tiefes Vertrauen in sich selbst aufzubauen und Ihr Selbstbewusstsein zu stärken.

Dankbarkeit:

Eine weitere bewährte Methode zur Entwicklung positiver Denkmuster ist die Praxis der Dankbarkeit. Durch bewusstes Wahrnehmen und Schätzen der positiven Aspekte in unserem Leben entwickeln wir eine positive Einstellung. Täglich sollten wir mindestens zehn Dinge aufschreiben, für die wir dankbar sind, sei es etwas Kleines wie ein sonniger Tag oder etwas Bedeutendes wie das Wohlergehen unserer Familie und Freunde.

Schritt-für-Schritt-Anleitung zur Entwicklung von Dankbarkeit:

1. Schaffen Sie den Raum: Beginnen Sie damit, einen physischen oder digitalen Raum zu schaffen, in dem Sie Ihre Dankbarkeit dokumentieren können. Sie könnten ein Notizbuch, Fotobuch verwenden oder einen nicht öffentlichen Social-Media-Account erstellen, den nur Sie sehen können.

2. Tägliche Aufmerksamkeit: Setzen Sie sich das Ziel, tagsüber bewusst Ausschau nach allem zu halten, wofür Sie dankbar sein können. Dies können kleine

Freuden des Alltags, unterstützende Gesten von Freunden und Familie oder Momente der Erfüllung und Glück sein.

3. Dankbarkeitsjournal: Halten Sie ein Dankbarkeitsjournal bereit, sei es physisch oder digital. Notieren Sie jeden Tag mindestens zehn Dinge, für die Sie dankbar sind. Diese Aufzeichnungen sollten kurz und prägnant sein, aber sie sollten von Herzen kommen. Schenken Sie besonders all dem die Aufmerksamkeit, was Ihnen Energie gibt und Ihre Leistung steigert, denn oft werden uns dazu erst im Nachhinein oder nach längere Zeit bewusst.

4. Monatliche Zusammenfassung: Am Ende eines jeden Monats, setzen Sie sich hin und schauen Sie sich Ihre Dankbarkeitsjournal-Einträge an. Wählen Sie die Momente oder Dinge aus, für die Sie besonders dankbar waren, und erstellen Sie eine Collage oder Zusammenfassung. Fügen Sie auch Bilder oder visuelle Darstellungen hinzu, um Ihre Dankbarkeit zu veranschaulichen.

5. Reflektion und Feiern: Nehmen Sie sich Zeit, um Ihre monatlichen Collagen zu betrachten und zu reflektieren. Feiern Sie die positiven Aspekte, die Ihre Leistung begünstigen und denken Sie darüber nach, wie Dankbarkeit Ihre Einstellung und Ihr Wohlbefinden beeinflusst hat.

6. Fortsetzen: Setzen Sie diese Dankbarkeitspraxis fort, um eine anhaltende positive Einstellung zu entwickeln. Durch das regelmäßige Schätzen der positiven Aspekte in Ihrem Leben werden Sie mehr Dankbarkeit empfinden und dadurch herausfinden, was sich positiv auf Ihr Leben und Ihre Leistung auswirkt.

Die Entwicklung von Dankbarkeit erfordert Zeit und Übung, aber diese Methode kann Ihnen dabei helfen, bewusster und dankbarer für die kleinen und großen Freuden des Lebens zu werden.

Visualisierung:

Die Technik der Visualisierung kann ebenfalls dabei helfen, positive Gedanken zu fördern. Indem wir uns vorstellen, wie wir unsere Ziele erreichen und dabei alle Details, von unseren Emotionen bis hin zu unseren Handlungen, lebhaft ausmalen, stärken wir unseren Glauben an uns selbst und unsere Fähigkeiten. Diese mentale Übung sollte täglich mindestens 15 Minuten lang praktiziert werden, um eine positive Denkweise zu kultivieren.

Vorübung zur Visualisierung:

Ausprobieren: Nehmen Sie sich etwas vor, das außerhalb Ihrer Komfortzone liegt und grade so für Sie machbar ist. Zum Beispiel einen Stift auf Ihrem Finger balancieren. Messen Sie in mehreren Versuchen wie lange diese Übung Ihnen derzeit erfolgreich gelingt.

Theoretische Visualisierung: Beginnen Sie mit einer theoretischen Visualisierung. Schließen Sie die Augen und stellen Sie sich lebhaft vor, wie Sie einen Stift auf Ihrem Finger balancieren. Konzentrieren Sie sich auf das

Gewicht des Stifts, die Balance und Ihre Handbewegungen.

Praktische Umsetzung mit einem imaginären Stift: Nehmen Sie einen imaginären Stift und versuchen Sie, ihn auf Ihrem Finger zu balancieren, während Sie sich auf Ihre vorherige Visualisierung konzentrieren. Stellen Sie sich vor, wie der Stift leicht und mühelos auf Ihrem Finger bleibt.

Realer Stift, Reale Umsetzung: Holen Sie sich einen echten Stift und wiederholen Sie den Versuch, den Sie mit dem imaginären Stift gemacht haben. Lassen Sie sich von Ihrer Visualisierung leiten und spüren Sie, wie Sie die Fähigkeit entwickeln, den Stift auf Ihrem Finger auszubalancieren. Halten Sie die Übung über ca. 3-5 Tage ein und messen Sie die Zeit.

Schritt-für-Schritt-Anleitung zur Verbesserung der Leistung durch Visualisierung:

1. Wählen Sie Ihr Ziel: Beginnen Sie klein, mit einem konkreten Ziel, um Ihre gewünschte Verbesserung klar zu definieren. Für den Anfang nehmen Sie sich was vor, von dem Sie bereits jetzt schon überzeugt sind, dass Sie die Leistung steigern können. Natürlich kann es am Anfang alles sein, von einer beruflichen Leistungssteigerung bis hin zur Steigerung einer kleineren sportlichen Fähigkeit. Stellen Sie sicher, dass Ihr Ziel spezifisch und realistisch ist.

2. Ruhiger Ort: Finden Sie einen ruhigen Ort, an dem Sie sich auf Ihre Visualisierungsübung konzentrieren können. Stellen Sie sicher, dass Sie nicht gestört werden, und schaffen Sie eine entspannte Umgebung.

3. Entspannen Sie sich: Bevor Sie mit der Visualisierung beginnen, nehmen Sie sich einige Minuten Zeit, um sich zu entspannen. Schließen Sie die Augen, atmen Sie tief ein und aus und lassen Sie Stress und Anspannung los.

4. Beginnen Sie die Visualisierung: Stellen Sie sich lebhaft vor, wie Sie Ihr Ziel erreichen. Seien Sie so detailliert wie möglich. Visualisieren Sie nicht nur das Ergebnis, sondern auch den Weg dorthin. Spüren Sie die Emotionen, die Sie dabei empfinden würden, und stellen Sie sich vor, wie Sie die notwendigen Handlungen ausführen.

5. Fokussieren Sie sich auf Ihre Stärken: Während der Visualisierung sollten Sie sich auf Ihre Stärken und Fähigkeiten konzentrieren. Glauben Sie nicht nur, sondern sehen Sie sich selbst, dass Sie in der Lage sind, Ihr Ziel zu erreichen. Sollten negative Gedanken auftauchen, schreiben Sie diese auf und sagen Sie sich selbst, dass Sie nach der Übung zu ihnen zurückkehren werden.

6. Tägliche Übung: Wiederholen Sie diese Visualisierungsübung täglich für mindestens 15 Minuten. Je öfter Sie diese Praxis anwenden, desto effektiver wird sie.

7. Transfer zu Ihrer Leistungssteigerung: Nachdem Sie die Visualisierung anhand des Beispiels von Geschicklichkeit und der kleineren Visualisierung geübt haben, übertragen Sie diese Technik auf das gewünschte Gebiet, in dem Sie Ihre Leistung steigern möchten. Stellen Sie sich vor, wie Sie in dieser spezifischen Situation erfolgreich in einem sportlichen Wettkampf oder einem anderen Kontext sind.

8. Beobachten Sie Ihre Verbesserungen: Verfolgen Sie Ihre Fortschritte und Veränderungen in Bezug auf Ihre Leistung. Wenn Sie die Visualisierungstechnik konsequent anwenden, sollten Sie positive Auswirkungen auf Ihr Selbstvertrauen und Ihre tatsächliche Leistung feststellen können.

Visualisierung ist eine kraftvolle Methode, um Ihre Leistungsfähigkeit zu steigern, indem Sie Ihre Gedanken und Emotionen auf Erfolg ausrichten. Bleiben Sie geduldig und beständig in Ihrer Praxis, und Sie werden die Vorteile im Laufe der Zeit erkennen.

Fallstudien von Sportlern, die durch positive Gedanken ihre Ergebnisse verbessert haben:

Tom Brady, der gefeierte Quarterback, ist ein Paradebeispiel für die Macht des positiven Denkens und der Affirmationen. Seine Erfolgsgeschichte ist durchdrungen von einer starken positiven Einstellung und dem unerschütterlichen Glauben an seine eigenen Fähigkeiten. Vor jedem Spiel konzentrierte er sich intensiv auf seine Stärken und Fähigkeiten, eine Methode, die ihm half, sich selbstbewusst zu fühlen und auch unter enormem Druck Bestleistungen zu erbringen.

Die Schlüsselkomponente seiner Strategie war die Konzentration auf seine individuellen Stärken. Indem er sich bewusst auf das Positive in sich selbst fokussierte, konnte er sich auf die Herausforderungen vor ihm einlassen und diese meistern. Seine positive Einstellung war dabei sein Antrieb, sogar in den stressigsten Situationen ruhig zu bleiben und an sich selbst zu glauben.

Brady schuf sich eine innere Welt voller Überzeugung und Zuversicht. Er entwickelte Rituale wie das Schreiben von Listen über seine Stärken und das Visualisieren von Siegen, die ihn mental stärkten. Zusätzlich sprach er sich selbst positive Affirmationen zu, wie zum Beispiel: "Ich bin der beste Quarterback der Welt." Diese Selbstbekräftigungen waren für ihn nicht nur Worte, sondern tief verankerte Überzeugungen, die seine Handlungen und Entscheidungen lenkten.

Durch die konsequente Anwendung dieser Techniken erreichte Brady außergewöhnliche Erfolge in seiner Karriere. Er gewann nicht nur sieben Super Bowls, sondern prägte auch die Geschichte der NFL als einer der besten Quarterbacks aller Zeiten.

Es ist jedoch wichtig zu betonen, dass der Schlüssel zum Erfolg bei der Anwendung von Affirmationen und positivem Denken im tiefen Glauben an diese Praktiken liegt. Ohne aufrichtigen Glauben wird ihre Wirksamkeit stark beeinträchtigt. Brady ist ein Beweis dafür, dass eine positive Einstellung, wenn sie authentisch und tief empfunden ist, nicht nur die Denkweise, sondern auch die Ergebnisse transformieren kann. Sein Erfolg unterstreicht die transformative Kraft des positiven Denkens und der selbstbestärkenden Affirmationen in allen Aspekten des Lebens.

Notizen:

Kapitel 7
Mentale Meisterschaft

DIE PHILOSOPHIE DER MENTALEN STÄRKE

In meiner Tätigkeit musste ich oft feststellen, dass wahre mentale Stärke nicht allein durch hartes Training oder perfekte Technik erreicht wird. Vielmehr liegt sie in der Fähigkeit, mit dem Athleten, mentale Blockaden zu überwinden, die aus der eigenen Vergangenheit stammen. Diese Blockaden können wie Fesseln wirken und den Sportler in seiner alten Identität gefangen halten. Hierbei handelt es sich um eine Identität, die durch belastende Erfahrungen und Ängste geprägt ist. Sie verbraucht enorme mentale Energie und macht es schwer, sich auf das eigentliche sportliche Vorhaben zu konzentrieren.

Im Wesentlichen existieren zwei Identitäten innerhalb des Sportlers: die alte Identität, die mit den Altlasten der Vergangenheit behaftet ist, und die neue Identität, die frei von diesen Hemmnissen ist und die beste Grundlage für sportliche Höchstleistungen bildet. Beide Identitäten werden maßgeblich durch äußere Umstände beeinflusst, sei es durch Technik, Strategie oder Kondition. Doch wenn der Sportler in seiner alten Identität verharrt, werden selbst die besten Techniken durch die Blockaden beeinträchtigt. Zudem sind in der alten Identität innere Prozesse und mentale Inhalte aktiv, die mentale Stärke erfordern. Je mehr der Sportler von Gedanken, Gefühlen und Emotionen belastet wird, desto weniger mentale Kraft kann er für sein sportliches Vorhaben aufwenden.

Die meisten Fehler im Sport werden durch solche mentalen Blockaden verursacht, die neue mentale Inhalte daran hindern, sich gegen die alten durchzusetzen. Diese Blockaden können durch Ängste, Selbstzweifel oder Druck ausgelöst werden und führen dazu, dass Sportler sich unkonzentriert, verkrampft oder ängstlich fühlen. Um diesen Herausforderungen zu begegnen, ist die Methode der inneren Wandlung von entscheidender Bedeutung. Sie schlägt vor, dass Sportler ihre Aufmerksamkeit bewusst auf den Prozess des Sports richten sollten, anstatt sich ausschließlich auf das Ergebnis zu fokussieren.

Diese Philosophie markiert eine entscheidende Wende in der Welt des Sports und kann einen erheblichen Einfluss auf die Entwicklung der mentalen Stärke eines

Sportlers haben. Mentale Stärke wird nicht nur durch hartes Training oder perfekte Technik erreicht, sondern vor allem durch die Bereitschaft, die alten Fesseln der Vergangenheit abzulegen und zu etwas Neuem zu werden. Dieser innere Wandel ermöglicht es dem Sportler, seine inneren Konflikte zu reduzieren und somit weniger mentale Stärke für innere Kämpfe zu verbrauchen.

Diese grundlegende Philosophie bildet das Fundament für das Verständnis der mentalen Seite des Sports. Sie befähigt Sportler, ihre Leistung zu verbessern und ihr volles Potenzial zu entfalten, indem sie sich von inneren Blockaden befreien und sich auf den Prozess des Sports konzentrieren, um wahre mentale Stärke zu erreichen. Bevor dies geschehen kann, ist es sinnvoll, die vorhandene Ressourcen auszuschöpfen. Dazu beleuchten wir zunächst den Hintergrund von mentalen Techniken, bevor wir zu den Übungen übergehen.

Notizen:

Die Anwendung mentaler Techniken im Trainingsprozess

In der Welt des Hochleistungssports sind mentale Ausdauer und Widerstandsfähigkeit essenzielle Säulen des Erfolgs. Diese Qualitäten befähigen Sportler, selbst die anspruchsvollsten Herausforderungen mit Anmut und Selbstvertrauen zu meistern. Die Philosophie, die wir hier erkunden, geht auf den Kern dieser Eigenschaften ein und bietet einen ganzheitlichen Ansatz, um die mentale Stärke eines Athleten zu stärken.

Im Herzen dieser Philosophie steht die Befürwortung eines tiefen Verständnisses von Trigger-Reaktionen. Durch die Anerkennung der Auswirkungen von Triggerwarnungen und die Erkenntnis ihrer Häufigkeit machen Athleten den ersten Schritt zur Stärkung ihrer Widerstandsfähigkeit. Dieses Bewusstsein wird zum Grundstein, auf die mentale Standhaftigkeit aufgebaut wird, den in der Welt des Sports bedeutet die Auseinandersetzung mit den Triggern oder Auslösern eine wichtige Grundlage für mentale Stärke. Es geht darum zu verstehen, wie bestimmte Situationen oder Gedanken unbewusst Reaktionen auslösen können, die unsere mentale Verfassung beeinflussen. Stellen wir uns vor, wir sind wie ein See. Wenn ein Stein ins Wasser geworfen wird, entstehen Wellen. Diese Wellen repräsentieren unsere Reaktionen auf äußere Reize oder innere Gedanken.

Manchmal sind diese Reaktionen so schnell und automatisch, dass wir sie kaum bemerken. Diese unbewussten Wellen können unser Selbstvertrauen beeinträchtigen oder Ängste auslösen. Gezielte Methoden helfen den Athleten dabei, diese automatischen Reaktionen zu erkennen und zu verstehen. Es geht darum zu lernen, wie man mit diesen Wellen umgeht, sie zu beruhigen und in positive Energie zu verwandeln.

In dem Athleten lernen, ihre inneren Reaktionen zunächst bewusst zu steuern, können sie ihre mentale Standhaftigkeit aufbauen. Später wird dieser Ausfilterung von Störfaktoren selbstverständlich. Es ist, als würden sie lernen, wie man das Wasser im See glätten kann, selbst wenn Steine geworfen werden. Diese Fähigkeit, auf eine ruhige und gleichmütige Weise mit inneren Auslösern umzugehen, stärkt ihre Widerstandsfähigkeit und ermöglicht es ihnen, in stressigen Situationen fokussiert und gelassen zu bleiben. Es ist ein wichtiger Teil der

Philosophie, die darauf abzielt, Athleten nicht nur physisch, sondern auch mental stark zu machen.

Zentral für diesen Ansatz ist das Konzept, die Stressgrenze zunächst zu erhöhen, bis die Fokussierung nur auf das Wesentliche zu einer Gewohnheit wird. Anstatt externe Auslöser zu vermeiden, ermutigt man Athleten in der Übungsphase, Unannehmlichkeiten bewusst anzunehmen. Durch allmähliches Konfrontieren mit bewältigbarem Stress erweitern Individuen ihre Stressgrenze und rüsten sich so effektiv für größere Herausforderungen. Diese gezielte Konfrontation mit Unannehmlichkeiten dient als Katalysator für geistiges Wachstum und gesteigerte Widerstandsfähigkeit.

Darüber hinaus umfasst die Philosophie spezifische Techniken, wie die zyklische Hyperventilationstechnik. Durch kontrollierte Atemübungen aktivieren Athleten gezielt ein- und ausatmende Muster. Diese bewusste Atmung stimuliert die Freisetzung von Adrenalin, steigert die geistige Wachheit und bereitet den Geist darauf vor, stressige Situationen direkt anzugehen und sich gleichzeitig zu fokussieren.

Sie fördert auch die Änderung von Verhaltensweisen zur Steigerung der

Widerstandsfähigkeit, die Kultivierung einer No-Go-Reaktion. Sportler werden ermutigt, körperliche Unannehmlichkeiten bewusst anzunehmen, sei es nur einem Jucken nicht durch sofortiges Kratzen nachzukommen, durch Eisbäder, intensive Workouts oder Ausdauertraining. Diese Erfahrungen vermitteln die Kunst des Durchhaltens und Förderns der mentalen Widerstandsfähigkeit. Neben physischen Herausforderungen werden Sportler angeleitet, trotz erhöhter Adrenalinspiegel Ruhe zu bewahren. Diese Pflege von Achtsamkeit, unter Einbeziehung von Atemkontrolle und Erdungstechniken, verhindert impulsive Reaktionen und fördert eine besonnene Antwort auf stressige Situationen.

Im Wesentlichen predigt diese Herangehensweise nicht nur mentale Widerstandsfähigkeit; sie bietet einen konkreten Fahrplan für deren Entwicklung. Durch das Verständnis von Triggern, die bewusste Annahme von Unannehmlichkeiten, das Üben kontrollierter Atmung und die Entwicklung von Widerstandsfähigkeit gegenüber physischen Herausforderungen erhalten Sportler die Werkzeuge, um jeder Widrigkeit zu begegnen. Dieser Ansatz basiert auf dem grundlegenden Prinzip, dass durch die bewusste Auseinandersetzung mit

Unannehmlichkeiten Individuen nicht nur durchhalten,

sondern unter intensivem Druck stärker und

widerstandsfähiger hervorgehen.

Notizen:

Steigerung der mentalen Ausdauer und Widerstandsfähigkeit für leistungsstarke Athleten und warum sie funktioniert.

Athleten sehen sich oft mit Druck, Stressauslösern und überwältigenden Situationen konfrontiert, die sich auf ihre Leistung auswirken können. Viele herkömmliche Ansätze zielen darauf ab, externe Auslöser zu beseitigen oder das Verhalten anderer zu ändern. Es gibt jedoch eine andere Perspektive, die auf die Stärkung der inneren Widerstandsfähigkeit abzielt, die Kernstärke, die Athleten befähigt, Herausforderungen aktiv anzugehen.

Diese Philosophie konzentriert sich auf das Konzept der Anhebung der Stressschwelle, eine grundlegende Verschiebung von der Kontrolle externer Umstände zur effektiven Bewältigung innerer Reaktionen. Indem Stress als Aufregung uminterpretiert wird, können Athleten ihre Wahrnehmung verändern und die natürlichen Reaktionen ihres Körpers auf Stressoren nutzen. Anstatt darauf abzuzielen, jede Situation zu kontrollieren, können Athleten ihre innere Stärke und mentale Widerstandsfähigkeit entwickeln.

Der Kern dieses Ansatzes liegt in einer selbstgesteuerten Praxis, einer Methode, die durch rigorose Forschung und praktische Anwendung verfeinert wurde. Traditionell mit Atemübungen in Verbindung gebracht, erstreckt sich diese Praxis über einfaches Atmen hinaus. Sie umfasst vielfältige Aktivitäten, darunter Eisbäder und zyklische Hyperventilation, die darauf abzielen, die Freisetzung von Adrenalin gezielt zu stimulieren. Durch diese Praktiken lernen Athleten, auch bei hohen Adrenalinspiegeln Ruhe zu bewahren, eine entscheidende Fähigkeit, um in intensiven Wettbewerbssituationen bestehen zu können.

Die Bedeutung dieser Philosophie wird durch das Konzept der "No-Go"-Reaktionen deutlich - die Fähigkeit, selbst angesichts erhöhter Adrenalinspiegel ruhig zu bleiben. Indem sie sich auf Unbehagen einlassen, bauen Athleten Widerstandsfähigkeit auf und lernen, Ausdauer zu haben und durchzuhalten, was letztendlich die mentale Stärke stärkt. Dieser Ansatz fördert eine einzigartige Mischung aus Wachsamkeit und Gelassenheit, angetrieben von Adrenalin und ergänzt durch die Freisetzung von Dopamin.

Entscheidend ist, dass sich diese Methode von rein psychologischen Konzepten unterscheidet. Sie bietet Athleten greifbare Werkzeuge zur Bewältigung von Herausforderungen, ähnlich dem rigorosen Training, dem Eliteeinheiten im Militär unterzogen werden. Sie kombiniert Verhaltensweisen, wie kontrollierte Atemübungen, mit "No-Go"-Zuständen, bei denen Athleten Ruhe bewahren, selbst wenn der Adrenalinspiegel steigt.

Im Wesentlichen bietet diese Philosophie Athleten einen umfassenden Rahmen zur Steigerung ihrer mentalen Ausdauer und Widerstandsfähigkeit. Indem sie ihre natürlichen Körperreaktionen akzeptieren, können Athleten Stress in einen Katalysator für Wachstum verwandeln und ihre Fähigkeit verbessern, unter Druck zu bestehen. Dieser Ansatz befähigt Athleten, sich jeder Herausforderung zu stellen, bewaffnet nicht nur mit psychologischen Begriffen, sondern mit praktischen Werkzeugen und Techniken, die echte mentale Stärke und Widerstandsfähigkeit vermitteln. Diese Übungen werden wir zuletzt angehen. Zunächst befassen wir uns in den Übungen mit Grundlagen.

An diese Stelle erneut die Erinnerung vom Anfang des Buches. Wenn Sie nicht vorankommen, machen Sie "Ereignisnotizen". Diese Notizen werden später sehr wichtig für Ihre Transformation sein. Die Notiz betrifft:

Aktionen: Notieren Sie, was Sie getan haben, wenn etwas nicht wie gewünscht funktioniert hat. Zum Beispiel: "Ich habe mich selbst sabotiert" oder "Ich konnte nicht durchhalten."

Emotionen: Halten Sie fest, welche Emotionen Sie empfunden haben. Beispielsweise: "Ich hatte einfach keine Lust" oder "Es kam mir zu schwierig vor und ich fühlte mich nicht selbstsicher genug"

Glaubenssätze: Schreiben Sie auf, welche Überzeugungen, Erwartungen oder Muster in solchen Momenten in Ihrem Kopf präsent waren. Zum Beispiel: "Das habe ich noch nie geschafft."

Geschichten: Denken Sie an die Geschichten, die Sie sich selbst über vergangene Erfahrungen erzählt haben, um zu erklären, warum Sie etwas nicht tun konnten.

132

Notizen:

Vier Übungen zur Steigerung der mentalen Ausdauer und Belastbarkeit

1. Auslösende Reaktionen verstehen

Schritt 1: Die Auswirkungen anerkennen

Beginnen Sie damit, das Umfeld des Leistungssports anzuerkennen. Verschiedene Situationen wie Spiele mit hohem Einsatz oder der Druck der Zuschauer können Auslöser sein. Verstehen Sie, dass diese Auslöser in der Welt des Sports üblich sind und emotionale Reaktionen beeinflussen können.

Schritt 2: Persönliche Auslöser reflektieren

Nehmen Sie sich Zeit, um spezifische Auslöser zu identifizieren, die Ihre Leistung beeinträchtigen. Das können Versagensängste, Erwartungsdruck oder vergangene Misserfolge sein. Indem Sie diese Auslöser aufspüren, erhalten Sie Einblick in Ihre emotionalen Reaktionen.

Schritt 3: Auslöser akzeptieren und normalisieren

Verstehen Sie, dass Druck oder Angst vor einem Spiel natürliche Reaktionen sind. Akzeptieren Sie, dass diese Emotionen Teil der Erfahrung eines Sportlers sind. Indem Sie diese Emotionen als normal akzeptieren, entfernen Sie das Stigma, das mit ihnen verbunden ist, und machen es einfacher, sie zu bewältigen.

Schritt 4: Bewältigungsstrategien entwickeln

Arbeiten Sie mit Sportpsychologen oder Mentaltrainern zusammen, um personalisierte Bewältigungsstrategien zu entwickeln. Diese könnten Visualisierungstechniken, positive Selbstgespräche oder Achtsamkeitsübungen umfassen. Über eine Reihe von Bewältigungsmechanismen zu verfügen, ermöglicht es Ihnen, effektiv mit Auslösern umzugehen und die Energie in konzentrierte Leistung umzuwandeln.

Schritt 5: Üben Sie die Exposition

Setzen Sie sich allmählich in kontrollierten auslösenden Situationen aus. Teilnahme an Wettbewerben oder Simulationen mit geringem Risiko, bei denen Drucksituationen absichtlich geschaffen werden. Beobachten Sie bei jeder Belastung Ihre emotionalen

Reaktionen und wenden Sie Ihre Bewältigungsstrategien an. Mit der Zeit hilft dieser Desensibilisierungsprozess beim Aufbau von Widerstandsfähigkeit.

Schritt 6: Aus Rückschlägen lernen

Akzeptieren Sie Rückschläge als natürlichen Teil Ihres Weges. Wenn Auslöser zu Leistungseinbrüchen führen, nutzen Sie diese Erfahrungen als Lernmöglichkeit. Analysieren Sie objektiv, was Ihre Reaktion ausgelöst hat und wie Sie sich auf ähnliche Situationen in Zukunft besser vorbereiten können. Wenn Sie Misserfolge als Chance zum Wachstum begreifen, wird Ihre mentale Stärke gestärkt.

Schritt 7: Fördern Sie ein unterstützendes Umfeld

Umgeben Sie sich mit einer unterstützenden Teamumgebung. Kommunizieren Sie offen mit Ihrem Trainer und Teamkollegen über Ihre Auslöser und Bewältigungsstrategien. Ein zuverlässiges Unterstützungssystem stärkt Ihre Widerstandsfähigkeit. Teamkollegen können Erfahrungen austauschen, und Trainer können Ihnen maßgeschneiderte Ratschläge geben, was ein Gefühl der Kameradschaft und des Verständnisses fördert.

Schritt 8: Regelmäßige Selbstreflexion

Bewerten Sie regelmäßig Ihren mentalen Zustand und Ihre emotionalen Reaktionen während des Trainings und der Wettkämpfe. Führen Sie ein Tagebuch, um Ihre Auslöser, Reaktionen und die Wirksamkeit Ihrer Bewältigungsmechanismen zu dokumentieren. Diese ständige Selbstreflexion hilft Ihnen, Ihre Strategien zu verfeinern und Ihre mentale Ausdauer und Widerstandsfähigkeit kontinuierlich zu verbessern. Indem Sie diesen Prozess als ein fortlaufendes Lernabenteuer betrachten, werden Sie zunehmend widerstandsfähiger gegenüber den Herausforderungen des Sports.

Notizen:

2. Anhebung der Stressschwelle:

Schritt 1: Unbehagen als Wachstumschance anerkennen

Beginnen Sie damit, den Wert von Unbehagen und Stress als Katalysator für persönliches Wachstum zu verstehen. Akzeptieren Sie, dass das Annehmen von Unbehagen zu einer verbesserten mentalen Ausdauer und Widerstandsfähigkeit führen kann. Diese Akzeptanz ist der erste Schritt, um Ihre Stressschwelle zu erhöhen.

Schritt 2: Identifizieren Sie überschaubare Stressoren

Beginnen Sie klein, indem Sie kleine Stressfaktoren in Ihrer Trainingsroutine oder Ihrem Alltag erkennen. Dies können anspruchsvolle Trainingseinheiten, strenge Zeitpläne oder persönliche Ziele sein, die Sie ein wenig herausfordern. Identifizieren Sie Stressfaktoren, die außerhalb Ihrer Komfortzone liegen, aber noch beherrschbar sind.

Schritt 3: Entwickeln Sie eine Haltung der Anpassungsfähigkeit

Kultivieren Sie Anpassungsfähigkeit, indem Sie Herausforderungen als Gelegenheiten zur Anpassung und zum Wachstum betrachten. Sehen Sie Unannehmlichkeiten als Chancen, Ihre Fähigkeiten und mentale Stärke zu verbessern. Jede Herausforderung, selbst die kleinste, trägt zur Steigerung Ihrer Widerstandsfähigkeit als Sportler bei.

Schritt 4: Schrittweise Belastung durch stressige Situationen

Führen Sie schrittweise Stressfaktoren in Ihr Training ein. Wenn Sie zum Beispiel ein Läufer sind, erhöhen Sie allmählich Ihre Laufstrecke oder integrieren Sie Intervalltraining. Wenn Sie Teamsportler sind, simulieren Sie während des Trainings intensive Spielsituationen. Der Schlüssel liegt darin, Ihre geistigen und körperlichen Grenzen schrittweise zu überwinden, um Ihre Widerstandsfähigkeit auszubauen.

Schritt 5: Konzentrieren Sie sich auf Atem- und Entspannungstechniken

Üben Sie kontrollierte Atemtechniken, um mit Stress umzugehen. Erlernen Sie Methoden wie

Zwerchfellatmung oder Boxatmung, die Ihnen helfen, in belastenden Situationen ruhig zu bleiben. Diese Übungen verbessern nicht nur Ihre Stressbewältigungsfähigkeiten, sondern auch Ihre Konzentration und Entscheidungsfindung in intensiven Momenten.

Schritt 6: Scheitern als Lernchance begreifen
Verändern Sie Ihre Wahrnehmung von Misserfolgen. Betrachten Sie Rückschläge nicht als Niederlagen, sondern als wertvolle Lektionen. Analysieren Sie, was schief gelaufen ist, warum Sie sich gestresst gefühlt haben und wie Sie in ähnlichen Situationen zukünftig besser reagieren können. Indem Sie Misserfolge als Gelegenheit zum Lernen betrachten, verringert sich die Angst, die mit Stressoren verbunden ist.

Notizen:

3. Zyklische Hyperventilationstechnik:

Schritt 1: Verstehen Sie die Grundlagen

Lernen Sie die Technik kennen: Vertiefen Sie Ihr Verständnis für die zyklische Hyperventilationstechnik. Erkennen Sie, dass sie auf kontrollierter Atmung basiert, wobei Sie bewusst durch die Nase ein- und durch den Mund ausatmen. Begreifen Sie den Zweck: Durch die Stimulation der Adrenalinausschüttung steigern Sie die geistige Wachheit und bereiten Ihren Geist auf Stresssituationen vor.

Schritt 2: Finden Sie einen ruhigen und entspannten Ort

Schaffen Sie eine entspannte Umgebung: Wählen Sie einen stillen Ort ohne Störungen. Eine friedliche Atmosphäre hilft Ihnen, sich zu konzentrieren und vollständig auf die Atemübung einzulassen.

Schritt 3: Nehmen Sie eine bequeme Position ein

Entspannen Sie Ihren Körper: Setzen oder legen Sie sich in eine gemütliche Position. Schließen Sie die Augen, um Ihre Konzentration zu vertiefen. Entspannen Sie Ihre

Muskeln und Schultern, und lassen Sie Ihren Körper in eine Atmosphäre der Ruhe eintauchen.

Schritt 4: Beginnen Sie mit tiefen Atemzügen

Tiefes Einatmen: Atmen Sie tief durch die Nase ein, dehnen Sie Ihre Lungen vollständig aus. Spüren Sie, wie sich Ihr Brustkorb und Bauch beim Einatmen heben. Zählen Sie im Geiste bis drei oder vier, während Sie die Luft aufnehmen, und bemerken Sie, wie Ihr Körper mit jedem Atemzug mit Energie gefüllt wird.

Schritt 5: Üben Sie das aktive Einatmen

Aktive Atmung: Fokussieren Sie sich nach dem tiefen Einatmen auf die aktive Atmung. Atmen Sie schnell und bewusst durch die Nase ein, betonen Sie diese Bewegung. Visualisieren Sie, wie Sie Energie und geistige Konzentration aufnehmen. Wiederholen Sie diesen aktiven Atemvorgang 25 bis 30 Mal und machen Sie jeden Atemzug zielgerichtet.

Schritt 6: Betonen Sie das passive Ausatmen

Entspannen und Loslassen: Nach jedem aktiven Einatmen, lassen Sie los. Atmen Sie passiv durch den

Mund aus, entspannen Sie sich dabei vollständig. Lassen Sie jegliche Anspannung oder Stress mit Ihrem Atem ausströmen. Dieses passive Ausatmen bedeutet das Loslassen von Negativität und Stress.

Schritt 7: Seien Sie achtsam mit Ihrem Körper

Bleiben Sie präsent: Während der gesamten Übung bleiben Sie achtsam gegenüber den Empfindungen in Ihrem Körper. Konzentrieren Sie sich auf die Empfindungen des Atems, der in Ihren Körper ein- und ausströmt. Beachten Sie die erhöhte Herzfrequenz und den Energiestoß, der mit der Übung einhergeht.

Schritt 8: Nehmen Sie die Erregung an

Anerkennen Sie die Empfindungen: Während Sie die Zyklen durchführen, nehmen Sie jede Empfindung von Aufregung oder Unruhe wahr. Verstehen Sie, dass diese Empfindungen natürliche Reaktionen auf die ausgeschüttete Adrenaline sind. Nehmen Sie die gesteigerte Aufmerksamkeit und geistige Wachsamkeit an.

Schritt 9: Beenden Sie die Übung mit ruhiger Atmung

Schließen Sie die Übung gelassen ab: Nachdem Sie 25 bis 30 Zyklen durchlaufen haben, atmen Sie einige Male tief und ruhig ein. Atmen Sie langsam durch die Nase ein, halten Sie den Atem kurz an und atmen Sie dann sanft aus. Erlauben Sie Ihrem Körper, in seinen natürlichen Rhythmus zurückzufinden.

Schritt 10: Reflektieren und erden Sie sich

Reflektieren Sie die Erfahrung: Nehmen Sie sich einen Moment Zeit, um zu reflektieren, wie Sie sich nach der Übung fühlen. Beachten Sie Veränderungen in Ihrer mentalen Verfassung und Ihrem Energielevel. Erden Sie sich, indem Sie die Verbindung zwischen Ihrem Körper und dem Boden spüren und sich Ihrer Präsenz in diesem Moment bewusst werden.

Schritt 11: Integrieren Sie die Übung ins Training

Regelmäßige Anwendung: Integrieren Sie die zyklische Hyperventilationstechnik regelmäßig in Ihr Training. Üben Sie sie vor wichtigen Wettkämpfen oder in Momenten hoher Belastung während Ihrer Trainingsphasen. Durch kontinuierliche Anwendung wird

Ihre mentale Ausdauer und Widerstandsfähigkeit im Laufe der Zeit gestärkt.

Notizen:

4. Resilienzsteigernde Verhaltensweisen und die No-Go-Reaktion:

Schritt 1: Erkennen Sie die Bedeutung von körperlichem Unbehagen

Anerkennen Sie Wachstumschancen: Begreifen Sie, dass das Ertragen von körperlichem Unbehagen ein Weg zur mentalen Resilienz ist. Begreifen Sie, dass Herausforderungen wie Eisbäder, intensive Workouts oder Ausdauertraining nicht nur Ihren Körper stärken, sondern auch Ihren Geist widerstandsfähiger machen.

Schritt 2: Beginnen Sie mit überschaubaren Herausforderungen

Schrittweise Annäherung: Starten Sie mit Herausforderungen, die etwas außerhalb Ihrer Komfortzone liegen, aber noch beherrschbar sind. Versuchen Sie sich zum Beispiel an kürzeren Eisbädern oder moderat intensiven Trainingseinheiten. Steigern Sie Intensität und Dauer allmählich, während Ihre psychische Belastbarkeit wächst.

Schritt 3: Akzeptieren Sie das Unbehagen

Die Empfindungen akzeptieren: Während Eisbädern oder anstrengenden Trainingseinheiten akzeptieren Sie das Unbehagen als vorübergehende Empfindung. Verändern Sie Ihre Denkweise und betrachten Sie es als Zeichen des Wachstums, nicht als Schmerz. Nehmen Sie die Herausforderung willentlich an und verstehen Sie, dass sie zu Ihrer mentalen Ausdauer beiträgt.

Schritt 4: Üben Sie Achtsamkeit und Atemkontrolle

Gegenwärtig sein: Üben Sie während dieser anspruchsvollen Aktivitäten Achtsamkeit. Fokussieren Sie sich auf den gegenwärtigen Moment, auf die Empfindungen in Ihrem Körper und auf Ihre Atmung. Atmen Sie tief und kontrolliert, um ruhig zu bleiben. Konzentrieren Sie sich auf den Atem, der in Ihren Körper ein- und ausströmt, und erden Sie sich in dieser gegenwärtigen Erfahrung.

Schritt 5: Wenden Sie Erdungstechniken an

In der Realität verankert bleiben: Wenn Sie mit einem erhöhten Adrenalinspiegel konfrontiert sind, verwenden Sie Erdungstechniken. Spüren Sie die Verbindung zwischen Ihrem Körper und dem Boden unter

Ihnen. Wackeln Sie mit den Zehen, berühren Sie den Boden mit den Fingern oder konzentrieren Sie sich auf einen bestimmten Gegenstand. Diese Techniken verankern Sie in der Realität und verhindern impulsive Reaktionen.

Schritt 6: Kultivieren Sie die No-Go-Reaktion

Emotionsregulation entwickeln: Üben Sie, trotz des Adrenalinausstoßes ruhiges Verhalten beizubehalten. Wenn Sie stressigen Situationen gegenüberstehen, entscheiden Sie bewusst, nicht impulsiv zu reagieren. Trainieren Sie Ihren Verstand darauf, überlegt zu handeln, statt instinktiv zu reagieren. Diese emotionale Regulation ist der Kern der No-Go-Reaktion.

Schritt 7: Reflektieren Sie Ihre Fortschritte

Selbstreflexion: Nach jeder resilienzfördernden Aktivität denken Sie über Ihre Erfahrungen nach. Überlegen Sie, wie Sie mit dem Unbehagen umgegangen sind und ob es Ihnen gelungen ist, Ruhe zu bewahren. Anerkennen Sie die Fortschritte, auch wenn sie klein erscheinen. Feiern Sie Ihre Fähigkeit, in herausfordernden Situationen standhaft zu bleiben und widerstandsfähig zu sein.

Schritt 8: Steigern Sie allmählich die Herausforderungen

Progressive Steigerung: Wenn Sie sich mit den anfänglichen Herausforderungen wohler fühlen, erhöhen Sie schrittweise Intensität und Dauer Ihrer resilienzfördernden Aktivitäten. Nähern Sie sich Ihren Grenzen schrittweise an und achten Sie darauf, dass die Herausforderungen innerhalb Ihrer Möglichkeiten liegen. Durch diese schrittweise Steigerung wird Ihre mentale Ausdauer im Laufe der Zeit gestärkt.

Notizen:

Perspektivwechsel zur Bewältigung von Wettkampfdruck und Nervosität

1. Erkennen Sie die körperliche Empfindung:

Wir Menschen sind leider schlecht darin, zwischen Nervosität und Aufregung zu unterscheiden. Verstehen Sie, dass Nervosität ähnliche körperliche Empfindungen wie Aufregung hervorrufen kann. Die Art und Weise, wie Sie dieses Gefühl benennen, beeinflusst Ihre emotionale Reaktion.

2. Stellen Sie Nervosität als Aufregung um:

Akzeptieren Sie Ihr Nervositätsgefühl und wandeln Sie es bewusst in Aufregung um. Erinnern Sie sich daran, dass die Energie, die Sie spüren, Ihr Körper ist, der sich auf die Herausforderung vorbereitet. Indem Sie Nervosität in Aufregung umwandeln, verändern Sie Ihre Denkweise positiv.

3. Üben Sie Achtsamkeit:

Bleiben Sie im gegenwärtigen Moment präsent. Konzentrieren Sie sich auf Ihre Atmung, Ihre Umgebung und die Aufgabe vor Ihnen. Achtsamkeit hilft Ihnen, ruhig zu bleiben und verhindert, dass ängstliche Gedanken Überhand nehmen. Entwickeln Sie Ruhe und Konzentration durch achtsame Atmung und Visualisierungstechniken. Eine einfache Vorübung für achtsame Unterscheidung zwischen Nervosität und Aufregung ist es zum Beispiel sich vorzustellen, wie man als Kind Geschenke bekommen hat und die Erinnerung achtsam zu betrachten, bei welcher Gelegenheit man nervös oder freudig aufgeregt war.

4. Vertrauen Sie auf Ihr höheres Selbst:

Untermauern Sie Ihre Zuversicht zukünftig positiv aufgeregt zu sein statt nervös, indem Sie in sich Zuversicht finden, dass Sie bis jetzt alles überstanden haben. Dazu verlassen Sie sich nicht auf äußere Faktoren, sondern vertrauen Sie auf Ihre inneren Fähigkeiten und Stärken. Verbinden Sie sich mit Ihrem höheren Selbst, dem inneren Kern des Vertrauens und der Fähigkeiten. Glauben Sie an Ihr Training, Ihre Fähigkeiten und Ihre Vorbereitung. Akzeptieren Sie Ihr Selbstvertrauen, unter Druck gute Leistungen zu erbringen.

5. Positive Selbstgespräche:

Führen Sie positive Selbstgespräche, um Ihr Selbstvertrauen zu stärken. Ersetzen Sie negative Gedanken durch Affirmationen und ermutigende Aussagen. Denken Sie an frühere Erfolge und konzentrieren Sie sich auf Ihre Stärken. Stärken Sie Ihr positives Selbstbild, um Selbstzweifel zu überwinden.

6. Nehmen Sie die Herausforderung an:
Betrachten Sie Wettkämpfe als Chancen zum Wachsen und Lernen. Sehen Sie die Herausforderung als Möglichkeit, Ihre Fähigkeiten zu zeigen und sich zu verbessern, nicht als Bedrohung. Eine wachstumsorientierte Denkweise ermöglicht es Ihnen, Wettbewerbe mit Begeisterung und dem Wunsch zu lernen anzugehen und den empfundenen Druck zu minimieren.

7. Konzentrieren Sie sich auf den Prozess, nicht auf das Ergebnis:
Fokussieren Sie nicht auf Sieg oder Niederlage, sondern auf den Prozess und Ihre Leistung. Konzentrieren Sie sich auf die Ausführung Ihrer Techniken, Strategien und Ihres Spielplans. Durch die Fokussierung auf den

Prozess werden Sie von überwältigenden Gedanken zum Ergebnis abgelenkt, was die Nervosität reduziert.

8. Entwickeln Sie Rituale für die Zeit vor dem Wettkampf:

Etablieren Sie Rituale oder Routinen vor dem Wettkampf, die Ihnen helfen, sich zu entspannen und zu konzentrieren. Dies können spezielle Aufwärmübungen, beruhigende Atemtechniken oder inspirierende Musik sein. Rituale schaffen ein Gefühl von Vertrautheit und Komfort, reduzieren die Nervosität vor dem Wettkampf und helfen Ihnen, in den optimalen mentalen Zustand zu gelangen.

Notizen:

Kapitel 8
Mentale Meisterschaft und die neue Identität

Die Veränderung der eigenen Identität

Die innere Transformation, sei es im Sport oder im persönlichen Leben, beginnt mit einer grundlegenden Verschiebung der eigenen Identität. Nicht der Oberfläche wie Name oder Stil der Garderobe, sondern den inneren Kern unser Selbst. Dieser Prozess der mentalen Meisterschaft erfordert eine systematische Herangehensweise, die auf spezifischen Schritten basiert.

Im Kern dieser Betrachtung steht die transformative Kraft eines Identitätswandels im Sport, ein Konzept, das sich durch die Erfahrungen von Athleten wie Michael Phelps, Naomi Osaka und Simone Biles eindrucksvoll manifestiert. Betrachten wir Phelps, den unangefochtenen Schwimm-Olympiasieger, der den Höhepunkt seiner Karriere erreichte, aber nach den Spielen 2012 in eine Krise geriet. Seine Identität war vollständig mit seinem Erfolg als Schwimmer verknüpft, und als er diesen Teil seiner Identität verlor, verlor er auch den Sinn für sich selbst. Doch seine Rückkehr zum Schwimmen 2014 war geprägt von einer neuen Perspektive - er strebte nicht nur nach sportlichem Ruhm, sondern auch nach persönlichem Wachstum und innerer Stärke.

Phelps' Geschichte verdeutlicht, wie eine erneuerte Identität nicht nur die mentale Gesundheit stärken kann, sondern auch die sportliche Leistung verbessert. Ähnlich erging es Naomi Osaka, der Tennisspielerin, die sich entschied, sich für ihre psychische Gesundheit einzusetzen, anstatt sich ausschließlich über ihre sportlichen Erfolge zu definieren. Ihre Rückkehr auf den Tennisplatz und der Gewinn der US Open im Jahr 2021 unterstreichen die transformative Wirkung dieses Identitätswandels.

Ebenso bewies Simone Biles, die herausragende Turnerin, dass der Fokus auf die persönliche Entwicklung und die Pflege der mentalen Gesundheit ebenso wichtig ist wie sportliche Erfolge. Ihr Rückzug bei den Olympischen Spielen in Tokio und ihre spätere Rückkehr zur Weltmeisterschaft zeugen von der Kraft, die aus einer gestärkten Identität erwächst.

Diese Beispiele verdeutlichen, dass eine Identitätsveränderung im Sport nicht nur eine innere Transformation bedeutet, sondern auch die äußere Leistung beeinflussen kann. Indem Sportler nicht nur als Athleten, sondern auch als Individuen wachsen, werden sie widerstandsfähiger gegenüber Druck und Krisen. Es geht nicht nur darum, was sie erreichen, sondern auch darum, wer sie werden - eine Gleichung, die den Weg für anhaltenden Erfolg ebnet. Dieser holistische Ansatz zur Identitätsentwicklung eröffnet Athleten nicht nur neue Wege zum Triumph, sondern schafft auch eine Grundlage für ihre psychische Gesundheit und persönliche Erfüllung. In dieser Reise des Selbstentdeckens liegt das Geheimnis, wie ein Athlet nicht nur Siege erringt, sondern auch eine tiefgreifende und unerschütterliche Gewissheit über seine wahren Potenziale entwickelt, die zu außergewöhnlichen Leistungen im Sport führen.

In der nahtlosen Verknüpfung von Identitätswandel und äußerer Leistungsverbesserung wird deutlich, wie entscheidend die Entfaltung eines Athleten auf mehreren Ebenen sein kann. Die innere Transformation, von der diese Beispiele berichten, spiegelt sich nicht nur in mentaler Stärke und persönlichem Wachstum wider, sondern findet auch in den greifbaren Veränderungen auf mehreren inneren Schichten des Sportlers. Man kann sich dieses Prinzip wie eine Zwiebel vorstellen. Um es zu vereinfachen, stellen wir uns die Zwiebel vor nur mit 5 Schichten oder Konzentrischen Kreisen. In diesem Modell stellen die Schichten oder Kreise einen Übergang oder Brücke zwischen dieser inneren Entwicklung und äußeren Erfolgen.

In diesem Transformationsprozess spielen die fünf konzentrischen Kreise eine zentrale Rolle. Die äußerste Schicht repräsentiert die Handlungen, die greifbare Anstrengungen wie Training und Ernährungsumstellungen darstellen. Diese äußeren Handlungen werden von Emotionen angetrieben, die wiederum Überzeugungen oder Glaubenssätze formen, die die dritte Schicht bilden. Darunter auf der vierten Ebene sind die Geschichten aus unsere Vergangenheit oder Gegenwart, die wir bevorzugen oder uns oft erzählen müssen, um bestimmte Glaubenssätze aufrechtzuerhalten. Im Kern dieser Zwiebel oder im innersten Kreis befindet sich unsere Identität, welche eine sinnvolle Folgerung aller oberen Schichten ist.

Eine tiefgreifende Verschiebung erfolgt bereits, wenn persönliche Geschichten anders verstanden werden oder umgeschrieben werden. Der Kampf gegen Zweifel und negative Selbstgespräche führt zu einer Transformation der eigenen Geschichte hin zu Widerstandsfähigkeit und Entschlossenheit. Doch der entscheidende Schritt liegt darin, die eigene Identität zu transformieren, was den Kern des Prozesses ausmacht. Dies bedeutet, tief verwurzelte Überzeugungen zu entwickeln, die das ideale Selbst als Sportler widerspiegeln.

Bewusstsein und Bewusstwerden spielen eine Schlüsselrolle in diesem Prozess. Das Annehmen des wahren Selbst und das Ablegen von alten Masken fördern echte Verbindungen und schaffen Vertrauen, sowohl in uns als auch innerhalb von Teams als auch bei Unterstützern. Doch diese Transformation ist kein einmaliges Ereignis, sondern ein kontinuierlicher Prozess. Es erfordert anhaltende Selbstreflexion, die Bereitschaft, ungeklärte Probleme anzugehen, und die Fähigkeit, Herausforderungen als Chancen für persönliches Wachstum zu betrachten.

Der Weg zu diesem mentalen Wandel kann von professioneller Anleitung profitieren. Mentoren, die sich auf transformative Gespräche spezialisiert haben, bieten maßgeschneiderte Unterstützung und gewährleisten, dass Sportler die notwendige Anleitung für ihre Reise erhalten.

Zusätzlich ist es wichtig, ungeklärte Probleme anzugehen, die den Fortschritt behindern. Es sind oft Geschichten aus unsere Vergangenheit, die uns wie ein Ballast in der Vergangenheit festhalten und oft unbewusst in der Schicht der Emotionen und Aktionen beeinflussen. Wenn wir uns die neue Identität wie ein Heißluftballon vorstellen, mit seiner immensen Auftriebskraft uns in neue Höhen zu bringen, so sind die Herausforderungen und toxischen Muster der alten Identität der Ballast. Diese Hindernisse zum neuen Ich, symbolisiert durch Sandtaschen, müssen als die Verstrickungen erkannt und los geknotet werden. Sie können durch Bewusst werden, therapeutische Methoden und Selbstwandel bewältigt werden. Dennoch bleibt die Wirksamkeit begrenzt, wenn nicht das fundamentale unterbewusste Hindernis, dargestellt durch die Kerngeschichte, angegangen wird.

Dieser Transformationsprozess ist von Natur aus kontinuierlich. Er erfordert ein beständiges Engagement für Selbstreflexion, Lernen und persönliche Entwicklung. Die Akzeptanz von Herausforderungen als Gelegenheiten für Wachstum und Selbsterkenntnis ist von entscheidender Bedeutung. Indem Sportler diese Schritte verinnerlichen, können sie ihre mentale Reise meistern und Spitzenleistungen sowie wahre Erfüllung erreichen.

Notizen:

Das "alte Ich" als Trainingspartner

In unserem fortwährenden Streben nach persönlichem Wachstum und sportlicher Exzellenz liegt eine transformative Reise, die nicht nur äußerlich, sondern vor allem innerlich stattfindet. Dieser Prozess erfordert nicht nur Selbstreflexion und ein kontinuierliches Engagement für die persönliche Entwicklung, sondern auch die Fähigkeit, sich von einem toxischen Teil unserer Identität zu differenzieren. Diese Differenzierung wird durch eine kraftvolle Methode ermöglicht: die Schaffung eines Trainingspartners aus unserem alten Selbst.

Wir beginnen damit, unsere Vergangenheit zu analysieren und erfassen all jene Momente, in denen wir an unsere Grenzen gestoßen sind. Diese Aufzeichnungen offenbaren Muster von Handlungen, Emotionen, Glaubenssätzen und Geschichten, die uns gehemmt haben. Sie zeigen einen inneren Kritiker auf, eine Stimme der Selbstzweifel, die oft von außen übernommene Erwartungen und kritische Stimmen aus unserer Vergangenheit widerspiegelt.

An diese Stelle werden uns Ihre "Ereignisnotizen" weiterhelfen. Während Sie dieses Buch lesen, haben Sie wahrscheinlich Notizen über Situationen gemacht, in denen Sie Schwierigkeiten hatten, Dinge umzusetzen, die nicht funktionierten oder Sie blockierten. Hier sind einige Beispiele:

1. **Aktionen**: Situationen, in denen Ihre Handlungen nicht wie gewünscht verlaufen sind, z.B. Selbstsabotage oder nicht durchhalten können.

2. **Emotionen**: Momente, in denen Sie negative Emotionen erlebt haben, wie Frustration, Unsicherheit oder Selbstzweifel.

3. **Glaubenssätze**: Gedankenmuster, die Sie daran hindern, Ihr volles Potenzial zu erkennen, z.B. die Überzeugung, dass andere Sportler besser sind als Sie.

4. **Geschichten**: Erfahrungen aus der Vergangenheit, die als Rechtfertigung dienen, warum Sie bestimmte Dinge nicht tun können.

Wenn Sie diese Liste betrachten, könnten Sie Zusammenhänge zwischen diesen verschiedenen Aspekten erkennen. Zum Beispiel könnte eine negative

Emotion wie Frustration mit einem bestimmten Glaubenssatz verbunden sein, oder eine spezifische Handlung könnte aus einer vergangenen Geschichte resultieren.

Wenn Sie sich Zeit nehmen, diese Muster zu analysieren, werden Sie möglicherweise feststellen, dass sie eine Art Eigenleben entwickelt haben, fast wie eine eigene Identität. In solchen Momenten kann die Unterstützung eines Beraters oder Mentors hilfreich sein. Aber auch ohne externe Hilfe können Sie mit Kreativität und Zeit eine Beziehung zu dieser Identität herstellen, die diese Muster und Verbindungen klarer macht. Hier ist ein vereinfachtes Beispiel:

- Aktionen: Vermeidung von Herausforderungen, negative Selbstgespräche, das Buch frustriert beiseite gelegt.

- Emotionen: Frustration über scheinbare Misserfolge, Unsicherheit über die eigenen Fähigkeiten, Selbstzweifel an der eigenen Leistungsfähigkeit.

- Glaubenssätze: "Das kann ich nicht, andere Sportler sind sowieso besser als ich." also die Überzeugung, dass andere Sportler überlegen sind und man selbst nicht mithalten kann.

- Geschichten: Erinnerungen an Kritik und Vergleiche aus der Kindheit, zum Beispiel durch einen überkritischen Vater. Für meinen Vater war nie was gut genug und er kritisierte mich sogar nach gewonnen Wettkämpfen und verglich mich mit meinem älteren Bruder.

Identität: Der Kritiker. Dies ist eine übermäßig selbstkritische Identität, die von kritischen Einflüssen aus der Vergangenheit geprägt ist und die als Muster vom Vater übernommen wurde.

Dieses Beispiel verdeutlicht, wie übermäßige Selbstkritik zu einem geringen Selbstwertgefühl führen kann, was wiederum den Glauben an die eigenen Fähigkeiten schwächt. Diese Erkenntnisse sind entscheidend für Ihre Transformation, da sie nicht nur Hindernisse aufzeigen, sondern auch als

Trainingsmöglichkeit dienen können. Sie haben nun die Chance, sich bewusst von dieser selbstkritischen Identität zu lösen und sie als eine Gelegenheit für persönliches Wachstum zu nutzen.

Indem wir diese destruktiven Überzeugungen und Emotionen identifizieren und sie dieser alten Identität zuordnen, gewinnen wir nicht nur Klarheit über unsere inneren Konflikte, sondern auch einen klaren Gegner, den wir überwinden können. Der Kritiker wird zu unserem Trainingsgegner, ein inneres Hindernis, das es zu besiegen gilt.

Der Prozess der Differenzierung von diesem toxischen Identitätskern ermöglicht es uns, uns von äußeren Vergleichen und Erwartungen zu befreien. Wir befinden uns nun im Wettbewerb mit unserem alten Selbst, nicht mehr mit anderen. Diese Transformation erlaubt es uns, unsere eigene Messlatte zu sein, frei von äußeren Einflüssen oder Vergleichen. Doch Vorsicht: Es geht nicht darum, diese Identität zu verdrängen oder zu überspielen. So würde sie weiter in unserem Unterbewusstsein weiter existieren und uns unterschwellig sabotieren. Es geht darum, sie bewusst aufzulösen, indem wir neue Erfahrungen machen, welche ihr die Daseinsnotwendigkeit entziehen. Aus dem vorherigen Beispiel würde dies bedeuten: Der Kritiker verliert durch wiederholte Erlebnisse von "Das kann ich und bin häufig besser als andere Sportler" seine Daseinsberechtigung und wird zu einem Analytiker, welcher konstruktiv unser Training verbessert. Wir können uns nun voll und ganz darauf konzentrieren, unser eigenes Potenzial zu entfalten und unsere Bestleistung zu erzielen.

Die Frage, die sich jetzt stellt, lautet: Wenn ich nicht mehr zum Beispiel dieser Kritiker sein kann, um meine Bestleistung zu erzielen, wer soll ich dann werden? Diese Frage werden wir im nächsten Abschnitt beantworten, während wir einen Blick auf die Vision unserer zukünftigen, gestärkten Identität werfen.

Notizen:

Wer müssen Sie werden, um zu gewinnen?

Mit dieser neu gewonnenen Klarheit über unsere alte Identität begeben wir uns auf die Reise, eine stärkere, selbstbewusstere Version unserer selbst zu entwickeln. Indem wir uns von dem alten Ich in uns differenzieren und eine positive, unterstützende Identität formen, schaffen wir Raum für persönliches Wachstum und Spitzenleistungen im Sport. Diese Transformation bedeutet nicht nur den Sieg über negative Selbstbilder, sondern auch den Weg zu einer tieferen Selbstverwirklichung und einem gesteigerten Selbstvertrauen.

Auf dem Weg zum Sieg sehen sich Athleten oft der Herausforderung gegenüber, ihre Identität zu definieren, um ihre Ziele zu erreichen. Dieser Schritt-für-Schritt-Ansatz bietet Athleten eine umfassende Anleitung, um ihre Fähigkeiten und Eigenschaften zu identifizieren, zu verbessern und effektiv einzusetzen. Indem sie sich die ideale Version ihrer selbst vorstellen, ihren aktuellen Zustand ehrlich evaluieren und Strategien entwickeln, um Hindernisse zu überwinden, können Athleten eine transformative Reise zum Erfolg antreten.

Es handelt sich um eine systematische Entwicklung einer positiven und leistungsfähigen Identität bei Athleten. Der Prozess beginnt damit, dass Athleten sich ihre ideale Version vor Augen führen und dann ihre aktuellen Fähigkeiten, Stärken und Schwächen ehrlich bewerten. Durch eine gründliche Analyse ihrer Barrieren und verfügbaren Ressourcen entwickeln sie einen klaren Plan zur gezielten Verbesserung ihrer Fähigkeiten. Dabei liegt der Schwerpunkt auf dem Setzen realistischer Ziele und dem kontinuierlichen Lernen, Anpassen und Wachsen.

In dieser Herangehensweise betrachten wir Ursache und Wirkung. Wenn das Endziel beispielsweise der Sieg oder die Goldmedaille ist, gibt es eine Ursache dafür. In diesem Fall wäre die Ursache, der schnellste im Rennen zu sein, um die Goldmedaille zu gewinnen. Wenn wir in der Verkettung von Ursache und Wirkung verweilen, können wir "der Schnellste zu sein" auch als eine Wirkung sehen, die eine eigene Ursache hatte. So entstehen Verkettungen oder sogar mehrere Kettenstränge, die wir vom Ergebnis rückwärts konstruieren können.

Diese ganzheitliche Herangehensweise bietet Einblicke in Fähigkeiten und Eigenschaften, die für unser Endziel essenziell sind. Aus diesen Fähigkeiten und

Eigenschaften entwickeln sich Faktoren, die sich in unserer neuen Identität als Athlet widerspiegeln sollten, um eine Verkettung von Ursache und Wirkung zu schaffen, die notwendigerweise unser gewünschtes Ergebnis hervorbringt. Der Athlet konzentriert seine Ressourcen auf essenzielle Handlungen und Inhalte. Hier sind einige Fragen, um diesen Klärungsprozess von Ursache und Wirkung anzuregen:

Den idealen Athlet visualisieren:

- Frage: Was ist die Identität, bei der der Sieg eine notwendige Folgerung ist? Wer verkörpert die für dein Ziel notwendigen Qualitäten?
- Prozess: Erschaffe ein mentales Bild eines Athleten, so als würdest du dein bestes Ich in eine neue Form übergehen lassen.

Wesentliche Fähigkeiten und Eigenschaften identifizieren
- Frage: Welche Fähigkeiten und Eigenschaften besitzt der ideale Athlet?

- Prozess: Liste die spezifischen Fähigkeiten, Eigenschaften und Wissensgebiete des idealen Athleten auf.

Diese Schritte geben uns Aufschluss darüber, welche idealen Eigenschaften die neue Identität erfüllen muss, um konsequent ein Spitzensportler zu sein. Vielleicht können Sie bereits jetzt diesen Sportler als eine Vision oder Identität erkennen. Nachdem wir einen Einblick in die notwendigen Fähigkeiten und Eigenschaften aus der Verkettung von Ursachen und Wirkungen gewonnen haben, können wir eine Identität erschaffen, die diese natürlicherweise und authentisch hervorbringt und trägt. Bevor wir jedoch diese neue Identität bis zu den erforderlichen Emotionen und Handlungen rückwärts rekonstruieren, ist es wichtig zu verstehen, wie wir Gewissheit in Bezug auf die Umsetzung und Handlungsfähigkeit schaffen können.

Der Schlüssel zur Handlungsfähigkeit: Gewissheit durch Identität

Inmitten der Wirren der Leistungssteigerung liegt eine fundamentale Wahrheit: Gewissheit ist der Schlüssel zur außergewöhnlichen Leistung. Diese Gewissheit ist keine bloße Überzeugung; es ist eine tiefe, unerschütterliche Überzeugung, dass jede spezifische Handlung zu einem bestimmten Ergebnis führen wird. Diese Überzeugung ist der Treibstoff für die erstaunlichsten Erfolge.

Stellen Sie sich Ihr Potenzial als das erste Puzzlestück vor. Es ist die innewohnende Fähigkeit in Ihnen, die darauf wartet, entfesselt zu werden. Doch Potenzial allein genügt nicht. Das zweite Stück des Puzzles ist die Handlung. Ihre Entscheidungen und Handlungen, oder das Fehlen davon, gestalten Ihre Ergebnisse und formen Ihre Erfahrungen. Wenn Sie ein hohes Potenzial haben, aber von Zweifeln geplagt sind und daher wenig handeln, werden sich Ihre Ergebnisse dementsprechend manifestieren.

Glaubenssätze sind der Ort, an dem die wahrhaft transformative Magie geschieht. Die meisten Menschen fallen in eine von drei Kategorien: diejenigen mit großem Potenzial, aber schwachen Überzeugungen; diejenigen mit begrenztem Potenzial, aber starken Überzeugungen; und diejenigen mit großem Potenzial und starken Überzeugungen. Die letzte Gruppe, diejenigen mit großem Potenzial und tief verwurzelten Überzeugungen, erreicht bemerkenswerte Erfolge.

Das Geheimnis liegt in der Entwicklung einer Identität, die eine unerschütterliche Gewissheit über die vorhandenen Potenziale birgt. Wenn Sie sicher sind, dass Ihre Handlungen zu Ihrem gewünschten Ergebnis führen werden, schöpfen Sie Ihr volles Potenzial aus. Diese Gewissheit befeuert massive Handlungen, die wiederum unglaubliche Ergebnisse hervorbringen. Diese Ergebnisse stärken Ihre neue Identität, die überzeugt ist, sämtliche Potenziale zu entfesseln. So entsteht ein sich selbst verstärkender Kreislauf aus Identität, Selbstvertrauen, Handeln und Erfolg.

Betrachten Sie das Beispiel von Athleten, die Freiwürfe üben. Wenn einige Athleten nur physisch üben, jedoch von einer Identität geplagt sind, die ihre Potenziale infrage stellt, dann drosselt diese Identität ihre Ausführung. Der Grund könnte eine frühe Unsicherheit sein oder etwas so Banales wie ein neidischer Bruder in der Kindheit. Wenn sich der Athlet von dieser alten Identität befreit und sich in eine neue Identität verwandelt, in der er bereits der ist, der er sein möchte, dann übt er mit seinem vollen Potenzial und perfekter Ausführung. Mit dieser neuen Identität erzielt er die besten Ergebnisse. Warum? Weil sein Geist von dem Ergebnis überzeugt ist, da es eine natürliche Manifestation seiner neuen Identität ist. Es geht nicht nur um die physische Übung; es ist die ungehinderte mentale Gewissheit, die das Potenzial mühelos und ohne jegliche Zweifel in die Realität umsetzt.

Dieser schrittweise Ansatz, der in absoluter Gewissheit verankert ist, kann gewöhnliche Menschen in jedem Bereich zu Leistungsgiganten machen, indem er ihre Identität verändert und sie glauben lässt, dass sie bereits das sind, was sie sein wollen. Indem Sie Ihre Identität zu Ihrem besten höheren Selbst ändern und absolut sicher sind, entfesseln Sie Ihr volles Potenzial, ergreifen massive Maßnahmen und erzielen außergewöhnliche Ergebnisse. Denken Sie an eine Mutter im Notfall, die in der Identität ist, ihr Kind zu beschützen – selbst dazu fähig, zum Beispiel nach einem Unfall ein

Auto anzuheben. In diesem Moment ist sie nicht einfach nur eine Mutter namens Susi mit diesen speziellen Eigenschaften; sie wird zu DER MUTTER und hat Zugang zu all ihren Potenzialen. Glaube allein reicht nicht aus; es geht vielmehr darum, mit unerschütterlicher Gewissheit zu wissen, dass Ihr Erfolg unausweichlich ist. Deshalb ist die Übung, bevor Sie eine neue Identität entwickeln, von entscheidender Bedeutung: Die Geschichten, die Sie sich selbst erzählen, und Ihre neuen Überzeugungen, die Emotionen in Ihnen wecken, führen unweigerlich zu den entsprechenden Handlungen, die Ihrem Potenzial entsprechen.

Identität: Stellen Sie sich vor, dieser ideale Athlet mit den Fähigkeiten und Eigenschaften? Falls Sie noch nicht so weit sind: Welcher ideale Athlet Sie sein können, basierend auf den bereits vorhandenen Anlagen in Ihnen? Geben Sie dieser Version von sich selbst einen konkreten Namen, der mit Ihnen und einer Vorstellung von der bestmöglichen Zukunft resoniert.

Geschichten: Überlegen Sie, welche Geschichten aus Ihrer Vergangenheit eine feste Grundlage für diese neue Identität bilden können. Wo gab es schon Ansätze für die notwendigen Fähigkeiten und Eigenschaften? Welche Geschichten müssen Sie entwickeln und erleben, um diese Identität zu stärken oder die optimalen Bedingungen dafür zu schaffen?

Glaubenssätze: Identifizieren Sie die Glaubenssätze, die durch Geschichten aus Ihrer Vergangenheit entstanden sind und die als Beweise für Ihre neue Identität dienen können. Welche Glaubenssätze bringen auf natürliche und authentische Weise die notwendigen Fähigkeiten und Eigenschaften hervor? Welche neuen Überzeugungen müssen Sie annehmen, damit Sie häufiger Geschichten und Erfahrungen erleben, die Ihre neue Identität unterstützen?

Emotionen: Erkennen Sie, welche Emotionen Ihnen helfen können, diese neuen Überzeugungen zu leben. Überlegen Sie, wie Sie sich regelmäßig fühlen sollten, um im Einklang mit Ihrer neuen Identität zu bleiben. Welche Emotionen müssen Sie kultivieren, um nahtlos die Fähigkeiten, Eigenschaften und Kenntnisse Ihrer neuen Identität umzusetzen?

Aktionen: Definieren Sie die Handlungen, die diese unterstützenden Emotionen hervorrufen oder verstärken können. Welche Aktivitäten gehören regelmäßig in Ihren Plan, um Ihre neue Form zu leben und zu manifestieren? Welche Maßnahmen müssen Sie ergreifen, um die Fähigkeiten, Eigenschaften und Kenntnisse Ihrer neuen Identität zu verwirklichen?

Dieses Konzept der neuen Identität ist mehr als eine abstrakte Idee; es sollte in monatliche, wöchentliche und tägliche Pläne umgesetzt und tatsächlich gelebt werden. Besonders zu Beginn mag es herausfordernd sein, sich von der alten Identität zu lösen und bewusst die neue zu leben. Doch genau hier liegt der Vorteil. Sie treten nun in einen inneren Wettbewerb mit sich selbst ein und sind dabei frei von äußeren Vergleichen. Die Goldmedaille in diesem Wettbewerb wird am Ende eines jeden Tages vergeben - sie geht an die neue Identität oder an die alte. Mit unseren Handlungen von Stunde zu Stunde oder sogar von Minute zu Minute bestimmen wir welche Identität, die die meisten Ressourcen an Zeit und Energie für sich beansprucht hat.

Es ist hilfreich, am Ende jedes Tages darüber zu reflektieren, welche Identität in diesem internen Wettbewerb gewonnen hat. Nach einer solchen Analyse ist es nützlich, sich zu fragen: Was kann ich jetzt vorbereiten, um meiner neuen Identität morgen den Weg zu erleichtern oder ihr einen Vorsprung zu verschaffen? Es ist entscheidend, diesen Prozess bewusst zu gestalten, anstatt in den gewohnten Mustern zu verharren. Dieses Bewusstsein wird gestärkt, wenn wir die Entscheidung für diese Veränderung hin zu einer neuen Identität tief in uns verankern, eine Entscheidung, die uns der nächsten Übung näherbringen wird.

DIE ENTSCHEIDUNG ZUM WANDEL

Das Verstehen der mentalen Aspekte eines Athleten oder Hochleistungskünstlers erfordert einen systematischen Ansatz, der auf Entscheidungsprinzipien basiert. Oft entstehen wahrgenommene Schwierigkeiten aus persönlichen Überzeugungen, und der erste Schritt besteht darin, dies zu erkennen. Die Entschlossenheit spielt dabei eine zentrale Rolle, und Entscheidungen zu treffen ist im Grunde eine einfache und prompte Angelegenheit. Es ist eigentlich klar:

Um zu gewinnen, muss ich diese Person werden.

Vertrauen in Ihr Bauchgefühl und Ihre Vorlieben ist grundlegend. In den meisten Fällen wissen Sie bereits, was getan werden muss; die Herausforderung liegt darin, sich zu dieser Entscheidung zu bekennen. Das bedeutet, Ihr gegenwärtiges Selbst klar zu definieren und Ihre gewünschte zukünftige Identität lebhaft vor sich zu sehen. Die Schaffung eines klaren mentalen Bildes Ihres idealen Selbst, zusammen mit klaren Grenzen und Absichten, ist entscheidend.

Das Lernen aus realen Erfahrungen, wie beispielsweise der Übergang von einer Umgebung in eine andere, unterstreicht die transformative Kraft entschlossenen Handelns. Das Überwinden wahrgenommener Barrieren, wie etwa was Sinnvolles für seine Fähigkeiten zu tun, kann durch sorgfältige Planung und rasche Umsetzung bewerkstelligt werden.

Sich selbst die Erlaubnis zum Wandel zu geben, ist von zentraler Bedeutung. Lassen Sie die Vergangenheitsidentitäten und die Angst vor Bewertung hinter sich. Die innere Bestätigung ist weitaus wirkungsvoller als die Suche nach externer Anerkennung. Akzeptieren Sie Veränderungen und ergreifen Sie neue Chancen, frei von vergangenen Erwartungen.

Das konsequente Üben entschlossenen Handelns und die Selbstbestätigung in alltäglichen erlebten Situationen sind von entscheidender Bedeutung. Diese Erlebnisse bilden das Fundament, die neue Identität als Tatsachen, nicht als Wünsche oder Illusionen. Jedes Erlebnis ist ein kostbarer Backstein in der Untermauerung ihres neuen Selbst. Die aktive Anwendung dieser Prinzipien in realen Szenarien, sei es im Sport oder im persönlichen Leben, stellt sicher, dass sie wirksam sind.

Die regelmäßige Selbstreflexion und Anpassung auf der Grundlage der Ergebnisse verfeinern Ihr Verständnis Ihrer sich entwickelnden Identität.

Indem Sie diesen Schritten folgen, können Sie selbstbewusst den Prozess der Identitätstransformation lenken. Dieser Ansatz führt zu Spitzenleistungen, authentischen Beziehungen und echter Erfüllung und gewährleistet ein erfolgreiches mentales Spiel im Sport und bei Hochleistungsunternehmungen.

Notizen:

Der Weg der Implementierung

Bisher haben wir uns auf die idealen technischen Fähigkeiten und Eigenschaften unserer neuen Identität konzentriert. Nach Tagen oder Wochen haben wir Erfahrungen damit gesammelt. Es ist zwar sinnvoll, diese ideale Vorstellung im Auge zu behalten und eine Entscheidung für sie getroffen zu haben, doch stellen wir fest, dass die Umsetzung oft nicht reibungslos verläuft. Um die neue Identität zu leben, ist es ratsam, dieses perfekte Konzept nach einiger Zeit einer Realitätsprüfung zu unterziehen und es mit den vorhandenen Emotionen, Möglichkeiten und Ressourcen zu verbinden. Im Mittelpunkt dieses systematischen Ansatzes zur Implementierung einer neuen, leistungsfähigen Identität steht ein strukturierter Prozess, der dazu dient, verborgene Ressourcen und Potenziale zu entdecken und gezielt zu nutzen. Dieser Weg ermöglicht nicht nur die Entfaltung einer gewünschten Identität, sondern auch die bewusste Ablösung hinderlicher Muster der Vergangenheit.

Der erste Schritt dieses transformatorischen Prozesses führt uns durch eine tiefgreifende Reflexion unserer Emotionen, die wir mit der neuen Identität erleben. Dabei werden nicht nur persönliche Erfahrungen analysiert, sondern auch positive Erlebnisse herausgearbeitet, die als solide Grundlage für die gewünschte neue Identität dienen können. Es geht darum, nicht nur die äußeren Ereignisse zu betrachten, sondern auch die zugrunde liegenden Glaubenssätze, Emotionen und Handlungen zu verstehen, die zu diesen positiven Erfahrungen geführt haben.

Im nächsten Schritt erschaffen wir ein klares mentales Bild unserer neuen Identität, das lebendig und spürbar ist, weil wir sie ungehindert leben können. Diese Visualisierung ist nicht nur eine Vorstellung, sondern ein Leitfaden für unsere zukünftigen Handlungen und Entscheidungen auf täglicher Basis, die unsere menschlichen Bedürfnisse erfüllen.

Emotionen sind der Antrieb für jede Veränderung. Basierend auf der Fähigkeit, unsere Emotionen richtig zu interpretieren, erschaffen wir notwendige Handlungen und Glaubenssätze, die die alte Identität überflüssig machen. Daher identifizieren wir Emotionen, die auf neue Erlebnisse hinweisen, die notwendig sind, um unsere neue Identität zu stärken. Diese Emotionen dienen als Signale und Triebkraft für die Umsetzung der neuen Identität. Es geht darum, Wege zu finden, wie wir diese manchmal auch negativen Emotionen aus unseren Alltagserfahrungen deuten können, um die gewünschten Veränderungen zu fördern.

In diesem Prozess geht es nicht nur darum, eine neue Identität bewusst zu entwickeln, indem man sie permanent erzwingen muss, sondern um etwas, das wir widerstandslos annehmen und leben können. Es bedeutet die bewusste Verabschiedung von Mustern unserer alten Identität, die notwendig waren, um bestimmte Bedürfnisse zu befriedigen, die jedoch den Nachteil mit sich brachten, uns gehemmt zu haben. Dieser systematische Ansatz bietet nicht nur eine klare Struktur, sondern auch die Möglichkeit, aktiv an der eigenen Transformation zu arbeiten und die gewünschten Veränderungen in die Realität umzusetzen. Es ist eine Reise der Selbstentdeckung und Selbstgestaltung, die uns dazu befähigt, unsere wahre, leistungsfähige Identität zu leben.

In diesem Prozess ist es zunächst notwendig, die negativen Emotionen, die wir während des Implementierungsversuchs erlebt haben, richtig zu interpretieren. Emotionen sind wichtige Signale, die uns helfen, die neue Identität zu implementieren. Sie geben

Hinweise auf Bedürfnisse, die möglicherweise durch unsere Glaubenssätze, Emotionen und Handlungen nicht berücksichtigt wurden. In diesen Lücken und Defiziten sieht unsere alte Identität die Möglichkeit weiter zu bestehen. Der Weg zur Umsetzung handelt davon, die alte Identität zu entmachten, und die Bewältigung von negativen Emotionen ist der Schlüssel dazu.

Methode Emotionen zur Optimierung richtig zu lesen und zur Bewältigung negativer Gefühle:

Schritt 1: Identifizieren der Emotion

Welchen körperlichen Zustand oder Empfindungen erlebst du gerade? (zum Beispiel: Anspannung, schneller Herzschlag)

Kannst du deine aktuelle Haltung und körperlichen Zustand beschreiben? Was verraten sie über deine Emotionen?

Wo in deinem Körper spürst du die stärksten Empfindungen,, die mit dieser Emotion zusammenhängen?

Kannst du die konkrete Emotion benennen, die du gerade spürst? (zum Beispiel: Frustration, Schuld, Scham, Enttäuschung)

Überlege, ob diese Emotion von dir selbst stammt oder durch ein äußeres Ereignis ausgelöst wurde.

Kannst du das Ereignis oder die Situation mit deiner emotionalen Reaktion in Verbindung bringen? Zum Beispiel, wenn du Angst verspürst, was hat sie ausgelöst?

Schritt 2: Die Emotion erleben

Bist du bereit, diese Emotion ohne Wertung vollständig zu erleben?

Frage dich: "Kann ich diese Emotion zulassen, bedingungslos so wie sie ist?"

Hast du die Fähigkeit und Bereitschaft, diese Emotion weiterhin zu fühlen?

Bist du dazu bereit, diese Emotion loszulassen, wenn du dich dafür entscheidest, und anzuerkennen, dass du sie nicht länger benötigst, da du bereit bist, ihre Botschaft zu lesen und zu verstehen?

Wie lange möchtest du dieser Emotion erlauben, bei dir zu sein, bevor du sie loslässt?

Schritt 3: Die Emotion wandeln

Welche grundlegenden Bedürfnisse könnte diese Emotion signalisieren? (zum Beispiel: das Bedürfnis nach Sicherheit, Respekt, Verständnis)

Kannst du diese Bedürfnisse alleine befriedigen, oder benötigst du Unterstützung von jemand anderem?

Wenn du Unterstützung von anderen benötigst, wer kann dir speziell helfen?

Zu welcher Person solltest du werden, wenn du selbst diese Unterstützung erfüllen wolltest? Was sagt dies aus über eine mögliche Ergänzung deiner Identität?

Wie kannst du diese Bedürfnisse angehen oder Alternativen finden, um sie zu erfüllen?

Überlege, welches neue Gefühl oder welche neue Emotion du statt der alten haben möchtest?

Kannst du dieses neue Gefühl mit positiven Bildern oder Überzeugungen über dich selbst verknüpfen?

Welche Schritte kannst du unternehmen, um diese neue, gewünschte Emotion zu kultivieren und aufrechtzuerhalten, welche neuen Muster sind notwendig?

Welche Handlungen und Glaubenssätze sind notwendig, um diese neue, gewünschte Emotion öfters zu erleben und die Bedürfnisse zu erfüllen?

Dieser Vorgang sollte natürlich bei Bedarf für negative Emotionen öfters wiederholt werden, um eine stetige Verbesserung zu garantieren. Da wir jetzt unsere emotionale Intelligenz gesteigert haben, um negative Emotionen zu bewältigen und als Hinweise auf

Optimierung zu lesen, können wir nun unsere neue Identität ausbessern und somit leichter implementieren.

Notizen:

Implementierung der neuen Identität

Nachdem Sie den Entschluss gefasst haben, die neue, leistungsfähige Identität anzunehmen, markiert die Umsetzung einen entscheidenden Schritt auf diesem Pfad. Die Bewältigung von negativen Emotionen hat uns wichtige Signale zur Optimierung gegeben. Es handelt sich um einen kontinuierlichen Prozess, der es uns ermöglicht, eine authentische Form der neuen Identität zu erschaffen und Ressourcen in uns freizuschalten. Schon jetzt könnten Sie bestimmte Eigenschaften erkennen, die barrierefrei für die neue Identität sind. Das Lesen unserer Emotionen als Navigation während der Implementierung ist entscheidend, damit Sie diese Barrierefreiheit erleben. Denn nur so sind Ihre wahren Potenziale, die die neue Identität ausmachen, nicht mehr von Ihrer alten Identität überschattet, unterdrückt oder behindert werden. Daher ist es hilfreich, die Aspekte aufzulisten, die lebbar, barrierefrei oder in nahe Zukunft vorstellbar sind.

Was bereits in uns lebt.

Nehmen Sie die Version Ihrer neuen Identität nach den Eigenschaften und Fähigkeiten sich vor und lassen Sie uns nun auf eine tiefere Ebene eintauchen und entdecken, was implementieren ist:

Welche Entwicklungen und Erlebnisse mit der idealen Identätät waren konstruktiv und positiv für die ursprüngliche Zielsetzung? Welche Erinnerungen oder Geschichten aus Ihrer Vergangenheit kammen an die Oberfläche als Sie in der idealen Identätät waren und könnten diese als robuste Grundlage dienen, um von Ihrer neuen Identität überzeugt zu sein?

Wenn Sie an diese Erlebnisse erlebten und an frühere erinnert wurden, welche Überzeugungen hegten Sie, die es Ihnen ermöglichten, ähnliche Geschichten zu erleben und Ihre neue Identität zu stärken?

Welche Emotionen wurden neu entdeckt oder wurden notwendig, um diese Überzeugungen zu leben, oder welche Gemütsverfassung versetzt Sie zweifellos in die Lage, sie zu akzeptieren?

Welche Handlungen, Aktivitäten und Tätigkeiten fördern oder führen zu dieser erstrebenswerten Emotionalität?

Diese Ansätze erlauben es die leistungsfähige Identität zu leben. In der Welt der mentalen Meisterschaft liegt die Essenz in der Erkenntnis, dass kleine, stetige Verbesserungen im Laufe der Zeit zu einer signifikanten Transformation der eigenen Leistung und Identität führen können. Hier geht es nicht darum, sich radikal zu verändern oder vorschnelle Lösungen zu erzwingen, indem man versucht, jemand anderes zu sein. Es geht vielmehr um die kontinuierliche Optimierung, um die Potenziale, die in einem schlummern, freizusetzen.

Mentale Meisterschaft ist ein beständiger Prozess der Selbstreflexion und proaktiven Optimierung. Der Athlet erkennt sich selbst genau an, um die Möglichkeiten der Verbesserung aktiv zu nutzen. Es ist ein Weg, der Tag für Tag, Entscheidung für Entscheidung gegangen wird. Statt große, abrupte Veränderungen anzustreben, konzentriert sich der Athlet auf kleine, inkrementelle Schritte. Diese kleinen Verbesserungen sind nicht nur leichter umzusetzen, sondern führen auch zu schnellen und spürbaren Ergebnissen.

Dieser kontinuierliche Verbesserungsprozess hört niemals auf. Selbst nach dem Erreichen der Goldmedaille gibt es immer Raum für Weiterentwicklung, um das ideale Gefäß für die eigenen Potenziale und Talente zu werden. Dieser Weg findet im Hier und Jetzt statt, genau dort, wo die eigentliche Leistung erbracht wird. Durch direkte Beobachtung und das sensible Lesen der eigenen Emotionen als Signale können Probleme vor Ort erkannt und gelöst werden.

Die Prinzipien der mentalen Meisterschaft sind nicht nur im Sport von entscheidender Bedeutung, sondern erstrecken sich auch auf den persönlichen Bereich. Athleten sollten diese Optimierungsstrategien erweitern, um nicht nur ihre sportlichen Gewohnheiten zu verbessern, sondern auch ihre Gesundheit zu optimieren und ihre Fähigkeiten kontinuierlich zu entwickeln. Wenn der Athlet in seiner idealen Identität strahlt wie ein Diamant, dann ist die Fassung des Lebens, die ihn umgibt, genauso wichtig. Mentale Meisterschaft zielt darauf ab, das Beste aus jedem einzelnen Moment herauszuholen und sich ständig zu verbessern, sowohl als Individuum als auch als Teil der Welt, die einen umgibt.

Diese Aufgaben der mentalen Meisterschaft werden in einen monatlichen Plan integriert, mit dem Ziel, sich regelmäßig in Ihrer neuen Identität zu erleben. Es müssen nicht zwangsläufig neue Aktivitäten sein; auch bestehende konstruktive Tätigkeiten können mit der Absicht und Intention, Ihre neue Identität zu verkörpern, durchgeführt werden. Durch die Umsetzung dieser Aufgaben und das Eintauchen in die damit verbundenen Emotionen entstehen neue Verhaltensmuster, die die erwünschten Gefühle spürbar machen. Da diese Handlungen und Emotionen als tatsächliche Erlebnisse erfahren werden, fällt es auch leichter, die neuen Überzeugungen zu verinnerlichen. Diese Überzeugungen werden nicht mehr als abstrakte Regeln wahrgenommen, sondern als gelebte Muster. Dieses Erleben neuer Muster festigt sich auch in den Geschichten, die Sie sich selbst erzählen, bis so viele neue Erzählungen im Einklang mit Ihrer neuen Identität entstanden sind, dass Sie diese Identität nicht mehr infrage stellen.

Notizen:

Kapitel 9
Langfristige Entwicklung und Nachhaltigkeit

Nachhaltigkeit durch Veränderung von Standards.

Die Transformation der Identität durch die Veränderung von Standards ist ein tiefgreifender Prozess, der klare und prägnante Handlungen erfordert. In diesem Weg geht es nicht nur um die Umsetzung von Aufgaben, sondern auch um das Eintauchen in die damit verbundenen Emotionen, die die Grundlage für neue Verhaltensmuster bilden. Wenn diese Handlungen und Emotionen als lebendige Erlebnisse erfahren werden, fällt es leichter, die neuen Überzeugungen zu internalisieren. Diese Überzeugungen werden nicht länger als abstrakte Regeln wahrgenommen, sondern als gelebte Muster, die sich in den Geschichten festigen, die wir uns selbst erzählen.

Um diese Transformation sicherzustellen, kann eine Methode angewendet werden, die darauf abzielt, Aufgaben und Emotionen in bewusste Absichten zu verwandeln, indem wir unsere Standards anheben und diese in unsere Identität integrieren. Es ist viel einfacher, unsere Handlungen und Emotionen mit dieser neuen, gehobenen Identität in Einklang zu bringen, wenn sie zu festen und unumstößlichen Standards geworden sind. Dies geht über das bloße Festlegen von Zielen hinaus; es bedeutet, eine tiefgreifende Veränderung in der Selbstwahrnehmung zu erleben.

Dabei ist es entscheidend, zwischen "Müssen" und "Sollten" zu unterscheiden. Viele Menschen haben eine Liste von "Sollten" in ihrem Leben – Dinge, von denen sie denken, dass sie sie tun sollten, die jedoch oft keine echten Veränderungen bewirken. Wenn etwas zu einem "Muss" wird, wird es zu einem unverhandelbaren Standard. Es ist nicht mehr nur ein Ziel, sondern ein integraler Bestandteil Ihrer Identität. Diese Veränderung erfordert keine Willenskraft mehr; es ist eine fundamentale Transformation Ihrer Selbstwahrnehmung.

Diese innere Konsistenz ist entscheidend. Spitzensportler neigen dazu, in Übereinstimmung mit dem zu handeln, was sie für ihre Identität halten. Wenn Sie sich selbst als eine Person von höchster Leistungsfähigkeit definieren – sei es als Athlet oder erfolgreicher Profi – werden Ihre Handlungen automatisch in Übereinstimmung mit dieser Identität stehen. Dies bedeutet, konsistent mit Ihrer Selbstdefinition zu sein und sich von alten Gewohnheiten zu befreien.

Manchmal werden jedoch alte Muster aktiviert oder wir fallen in vergangene Verhaltensweisen zurück. Oft versuchen gerade Sportler, ihr Leben basierend auf früheren Erfolgen zu leben und halten an Standards und Überzeugungen fest, die sie in ihrer Jugend entwickelt haben. Diese Überzeugungen können als Begrenzungen wirken. In einem konsequenten Ansatz sollten diese Begrenzungen hinterfragt werden, da sie nicht innewohnend sind, sondern erlernt und daher veränderbar.

Um dies zu erreichen, ist eine Erweiterung Ihrer Identität notwendig. Statt vager Ziele ist es entscheidend, die Art von Person zu identifizieren, die Sie sein möchten. Anstatt nur schneller zu laufen, stellen Sie sich vor, die gesündeste, stärkste Version Ihrer selbst zu werden. Ihre Identität formt Ihre Handlungen, und klare Absichten führen zu klaren Ergebnissen. Jedes geplante Vorhaben sollte eine klare Absicht haben, ein bestimmtes Gefühl zu erleben, das mit Ihrer Identität in Einklang steht. Diese klaren Absichten führen zu neuen Mustern, die für Ihre Identität entscheidend sind.

Die mentale Meisterschaft ist ein inneres Spiel, das die neuronale Plastizität nutzt, um zu werden, was Sie sein möchten. Eine fundamentale Veränderung Ihres Lebens bedeutet eine Veränderung Ihrer Denkweise. Wenn Ihre Tage von Handlungen, Emotionen und Glaubenssätzen ausgefüllt sind, die zu den neuen Geschichten werden, die Sie sich selbst erzählen, erfolgt die Veränderung Ihrer Identität automatisch. Es geht darum, die Überzeugungen und Standards zu verstehen und zu verschieben, die Ihre Handlungen und Reaktionen formen. Diese mentale Meisterschaft liegt in Ihrer Kontrolle und kann zu tiefgreifenden Veränderungen in Ihren äußeren Umständen führen. Zur Erreichung dieser Veränderung ist es notwendig, tägliche Aufgaben zu planen und zu erledigen, um die neue Identität zu leben. Jedes To-do ist eine Chance, wenn die Intension nach neuen Standards gesetzt wird. Diese Fragen können als Methode zur Transformation von To-do oder Zielen in bewusste Identitätsveränderung behilflich sein:

1. Standards und die Unterscheidung zwischen "Müssen" und "Sollten" der neuen Identität:

- Welche Standards sind für mich unverhandelbar, um meine Identität zu formen?

- Welche Überzeugungen müssen zu unumstößlichen Mustern werden?

- Wie kann ich diese Überzeugungen als nicht verhandelbare Bestandteile meiner Identität etablieren?

2. Klare Absichten setzen:

- Was ist der Zusammenhang zwischen meiner Aufgabe und dem To-do und der neuen Identität?

- Wie kann ich diese Veränderungen konkret formulieren?

- Welche positiven Emotionen sind mit diesen Veränderungen notwendig oder damit verbunden?

3. Innere Konsistenz schaffen:

- Welche Muster, Gewohnheiten und Glaubenssätze sind charakteristisch für meine neue Identität im Rahmen der Aufgabe, die ich vorhabe?

- Wie würde die Aufgabe aussehen, wenn ich sie bedingungslos aus der meiner neuen Identität ausführe?

- Wie kann ich die notwendigen Rahmenbedienungen integrieren, um konsistent mit meiner gewünschten Identität in der Umsetzung der Aufgabe zu handeln?

4. Hinterfragung von Begrenzungen:

- Welche Überzeugungen habe ich über mich selbst, die meine Entwicklung begrenzen könnten?

- Woher stammen diese Überzeugungen, und sind sie wirklich wahr?

- Wie kann ich diese begrenzenden Überzeugungen durch neue, stärkende Überzeugungen ersetzen?

Durch das klare Beantworten dieser Fragen wird das geplante To-do nicht nur zu einem Vorhaben, sondern zu einem bewussten Schritt in Richtung einer neuen Identität und Standards.

Notizen:

Strategien zur langfristigen Entwicklung mentaler Meisterschaft

In der Welt der mentalen Meisterschaft liegt der Schlüssel nicht nur in der Erkenntnis der eigenen Stärke, sondern vor allem im praktischen Anwenden dieser Erkenntnisse in herausfordernden Situationen. Es geht darum, inmitten des Drucks und der Anspannung die Ruhe zu bewahren und die neue Identität aktiv zu leben. Durch diese praktische Anwendung entwickeln wir nicht nur mentale Ausdauer, sondern auch die Fähigkeit, physische Grenzen zu überwinden und Höchstleistungen zu erbringen.

Diese ständige Auseinandersetzung mit Herausforderungen ermöglicht nicht nur eine tiefgreifende Selbstreflexion, sondern auch die Entdeckung verborgener Stärken sowie die Arbeit an eigenen Schwächen. Diese ehrliche Selbstkenntnis bildet die Grundlage für klare Ziele, die aus intensiver Selbstreflexion und realen Erfahrungen erwachsen. Die Klarheit dieser Ziele wird durch die Fähigkeit zur Anpassung ergänzt, denn wahre Meisterschaft zeigt sich darin, aus unerwarteten Herausforderungen zu lernen und gestärkt hervorzugehen.

In dieser Strategie der stetigen Verbesserung erkennen wir die unverzichtbare Kunst des Umgangs mit Misserfolgen im Spitzensport. Die wahre Größe der neuen Identität zeigt sich nicht darin, Niederlagen zu vermeiden, sondern in der Fähigkeit, trotz Hindernissen nach Verbesserung zu streben. Rückschläge sind nicht das Ende, sondern wertvolle Erkenntnisse und Kurskorrekturen. Dank der mentalen Meisterschaft lernen wir, Misserfolge nicht als Entmutigung zu sehen, sondern als Ansporn für größere Anstrengungen zu nutzen, die die neue Identität entfalten können. Aus Niederlagen erwachsen wertvolle Gelegenheiten zur Entfaltung des wahren Potenzials.

Die fortlaufende Auseinandersetzung mit der Realität und die Erprobung der neuen Identität schaffen im Laufe der Zeit Kompetenzen. Dies ermöglicht uns, immer mehr im Flow-Zustand zu verweilen und zu erleben, wie eine tiefe Kontrolle und Selbstvergessenheit entstehen. Durch die gezielte Suche nach passenden Herausforderungen, die perfekt mit unseren Fähigkeiten harmonieren, erfahren wir mentale und emotionale

Versunkenheit und erreichen unsere höchste Leistungsfähigkeit.

Indem wir vollständig in die neue Identität eintauchen, erleben wir die Macht positiver Gedanken nicht als etwas, das von außen kommt, sondern als eine natürliche Folge unseres Handelns. Der Glaube an uns selbst ist keine bloße Hoffnung, sondern eine unmittelbare Konsequenz der neuen Glaubenssätze, Emotionen und Handlungen, die aus unseren Erfahrungen entspringen.

Mentale Meisterschaft geht über hartes Training und perfekte Technik hinaus. Sie ist eine tiefe Form der Selbsterkenntnis, die uns lehrt, wie äußere Umstände unsere innere Welt beeinflussen und wie wir unsere Aufmerksamkeit bewusst auf den Prozess des Sports lenken können.

Der Schlüssel liegt in der neuen Identität, die wir formen, und in der Realität, die mit uns arbeitet und nicht gegen uns. Durch den täglichen Weg, den wir gehen, erfahren wir eine tiefgreifende Verschiebung unserer Überzeugungen und eine Akzeptanz unseres wahren Selbst.

Dieser Transformationsprozess erfordert kontinuierliches Engagement für persönliche Entwicklung und ermöglicht es uns, persönliche Geschichten umzuschreiben, um Widerstandsfähigkeit und Entschlossenheit zu fördern. Es ist eine Reise, die uns lehrt, dass wahre mentale Meisterschaft nicht nur ein Ziel ist, sondern ein kontinuierlicher Weg des Wachsens und der Entfaltung, der uns befähigt, unser volles Potenzial zu realisieren. Dazu ist es hilfreich, täglich oder wöchentlich Übungen der mentalen Meisterschaft zu wiederholen.

Notizen:

Übungen zur nachhaltigen Anwendung der im Buch vorgestellten Methoden

Zielsetzungen und die neue Identität:

Bereiten Sie sich vor, indem Sie einen ruhigen, behaglichen Ort aufsuchen, an dem Sie ungestört sind. Gönnen Sie sich Zeit für diese Übung, fernab von äußeren Störungen.

Beginnen Sie mit einer achtsamen Atmung. Nehmen Sie ein paar tiefe Atemzüge, um sich zu entspannen. Tauchen Sie ein in den Rhythmus Ihres Atems und lassen Sie stressige Gedanken los.

Reflektieren Sie über Ihre jüngsten Erfahrungen mit Ihrer neuen Identität. Denken Sie über Herausforderungen nach, die Sie gemeistert haben, sowie über Momente des Stolzes und der Freude. Lassen Sie diese Erinnerungen wie lebendige Seiten eines Buches über Ihr eigenes Leben vor Ihrem inneren Auge erscheinen.

Identifizieren Sie Hindernisse oder Schwierigkeiten in Ihren Erfahrungen, die Sie als Möglichkeiten zur

Optimierung betrachten können. Diese könnten emotionale Signale sein oder schwierige Situationen, in denen Ihre neue Identität gefordert wurde.

Denken Sie an Ihre inneren Stärken und Fähigkeiten, die Ihnen geholfen haben, diese Herausforderungen zu bewältigen. Überlegen Sie, wie Sie sich in verschiedenen Situationen angepasst haben und gestärkt daraus hervorgegangen sind. Gibt es Anzeichen für unentdeckte Potenziale, die Ihnen bislang verborgen geblieben sind?

Betrachten Sie diese Herausforderung als eine Geschichte der Optimierung. Schreiben Sie eine neue Version dieser Herausforderung, in der Ihre Identität auf die Probe gestellt wurde, um Verbesserungsmöglichkeiten aufzudecken. Beschreiben Sie, wie Sie diese Herausforderungen gemeistert haben und gestärkt daraus hervorgegangen sind.

Denken Sie über klare und spezifische Ziele nach, die Ihnen helfen können, ähnlichen Herausforderungen in der Zukunft zu begegnen. Überlegen Sie, wie Sie Ihre

Glaubenssätze, Emotionen und Handlungen ergänzen oder überarbeiten können, um diesen Zielen näherzukommen. Visualisieren Sie diese Ziele lebhaft und positiv. Denken Sie darüber nach, wie Ihre inneren Stärken und Ihre Anpassungsfähigkeit Ihnen dabei helfen können, diese Ziele zu erreichen.

Schließen Sie die Übung ab, indem Sie tief durchatmen und sich bewusst machen, dass Sie die Kontrolle über die Entwicklung Ihrer Identität und Ihrer Ziele haben. Fühlen Sie Dankbarkeit für Ihre inneren Stärken und Ihre Fähigkeit zur Anpassung, die Sie auf Ihrem Weg begleiten werden.

Übung zur Steigerung der Resilienz und Erreichung langfristiger Ziele

Finden Sie einen ruhigen Ort, an dem Sie ungestört sind. Schließen Sie die Augen und nehmen Sie einige tiefe Atemzüge, um sich zu entspannen. Denken Sie an eine vergangene Situation, in der Sie eine Niederlage erlebt haben. Lassen Sie diese Situation in Ihrem Geist lebendig werden und spüren Sie die Emotionen, die damit verbunden sind.

Nun treten Sie einen Schritt zurück und betrachten Sie die Situation aus einer neutralen Perspektive. Stellen Sie sich folgende Fragen: Welche Gedanken und Überzeugungen aus Ihrer alten Identität haben Sie in diesem Moment über sich selbst gehabt? Welche Emotionen haben Sie überwältigt? Erlauben Sie sich, diese Emotionen anzuerkennen, ohne sich selbst zu verurteilen.

Praktizieren Sie nun Selbstmitgefühl. Stellen Sie sich vor, Sie sprechen mit einem guten Freund oder einer Freundin, der oder die in derselben Situation ist. Was würden Sie diesem Freund oder dieser Freundin sagen, um sie zu trösten und zu unterstützen? Richten Sie diese Freundlichkeit dann an den Teil von sich selbst, der noch von der alten Identität beeinflusst ist. Sprechen Sie diesem Teil von sich selbst liebevoll zu. Seien Sie geduldig und ermutigen Sie diesen Teil von sich selbst, Niederlagen als einen natürlichen Teil des Evolutionsprozesses zur neuen Identität zu akzeptieren.

Reflektieren Sie über Ihre langfristigen Veränderungsziele. Erinnern Sie sich daran, was Sie langfristig erreichen möchten, und betrachten Sie, wie diese Niederlage in diesem größeren Bild Platz findet. Visualisieren Sie, wie der alte Teil von Ihnen allmählich in das Neue übergeht und wie die Hürden und Niederlagen notwendige Impulse für diese Transformation sind.

Öffnen Sie langsam die Augen und kehren Sie in den gegenwärtigen Moment zurück. Denken Sie darüber nach, wie diese Übung Ihre Perspektive auf die Niederlage verändert hat. Erinnern Sie sich daran, dass durch Selbstreflexion, Mitgefühl und das Festhalten an Ihren langfristigen Zielen eine resilientere Denkweise entwickelt werden kann, die Ihnen hilft, auch in schwierigen Zeiten stark zu bleiben.

Notizen:

Neue Identität im Flow-Zustand

Um die neue Identität im Flow-Zustand zu erleben, bedarf es einer optimalen Balance zwischen Herausforderung und bereits beherrschten Fähigkeiten.

Schritt 1: Finden Sie eine Aufgabe, die in Ihrer neuen Identität noch nicht zur Routine geworden ist. Sie sollte anspruchsvoll genug sein, um Ihre neuen Fähigkeiten zu nutzen, aber auch machbar. Suchen Sie nach einer Herausforderung, die außerhalb Ihrer Komfortzone liegt, aber dennoch etwas ist, was Sie gerne tun und worin Sie bereits Fähigkeiten besitzen.

Schritt 2: Bereiten Sie für die Aufgabe alles vor, damit Sie nicht unterbrochen werden. Konzentrieren Sie sich vollständig auf die Aufgabe und lassen Sie sich nicht von Ablenkungen stören. Schalten Sie Telefon und soziale Medien aus, und schaffen Sie eine ruhige, ungestörte Arbeitsumgebung. Hier sind einige Techniken, um Ihre Konzentration zu fördern:

- Tiefes Atmen: Nehmen Sie sich einen Moment, um bewusst tief ein- und auszuatmen. Diese einfache Aktion hilft Ihnen, sich zu beruhigen und Ihre Aufmerksamkeit zu fokussieren.

- Sinnesfokus: Lenken Sie Ihre Aufmerksamkeit auf Ihre Sinne. Spüren Sie den Boden unter Ihren Füßen, hören Sie bewusst die Geräusche um Sie herum und nehmen Sie die verschiedenen Gerüche und Aromen wahr. Durch das Schärfen Ihrer Sinne können Sie im Hier und Jetzt präsent sein.

- Achtsamkeit gegenüber Gedanken und Emotionen: Beobachten Sie Ihre Gedanken und Emotionen, ohne sie zu bewerten oder zu analysieren. Dies hilft Ihnen, bewusster über Ihre inneren Zustände zu werden und sie besser zu kontrollieren.

Schritt 3: Vertrauen Sie in Ihre neuen Fähigkeiten und glauben Sie die Entscheidung zu Ihrer neuen Identität. Ein starkes Selbstvertrauen in Ihr neues Selbst ist der Schlüssel zum Flow-Zustand. Erinnern Sie sich an bereits erreichte Ziele und betrachten Sie Fehler als Optimierung Ihrer neuen Identität. Nur so entsteht gesundes Selbstvertrauen zu Ihrem neuen Selbst, das ermöglicht es

Ihnen, sich voll und ganz auf die Aufgabe zu konzentrieren und darin aufzugehen.

Schritt 4: Erlauben Sie sich, in den Moment einzutauchen und die Erfahrung zu genießen. Wenn Sie im Flow sind, lassen Sie alle Gedanken an Vergangenheit oder Zukunft los. Konzentrieren Sie sich auf Ihre Sinne und spüren Sie, wie sich Ihre Fähigkeiten mühelos entfalten. Erlauben Sie sich, die Freude und Befriedigung dieser Erfahrung zu spüren, und genießen Sie jeden Augenblick.

Notizen:

Optimierung der neuen Identität durch positive Affirmationen

Selbstreflexion: Beginnen Sie mit einer ehrlichen Betrachtung Ihrer Erfahrungen mit der neuen Identität. Identifizieren Sie die Bereiche, in denen Sie positive Veränderungen herbeiführen möchten.

Formulierung der Affirmationen: Denken Sie über positive Aussagen nach, die Ihre Optimierung widerspiegeln. Diese Aussagen sollten im gegenwärtigen Zustand formuliert werden, als ob Sie Ihr Ziel bereits erreicht hätten. Zum Beispiel: "Für mein neues Ich ist es mühelos."

Aufnahme mit dem Handy: Nehmen Sie Ihre positiven Affirmationen auf Ihrem Handy auf. Sprechen Sie die Affirmationen klar und deutlich aus, mit Überzeugung und positiver Energie. Wiederholen Sie sie mehrmals, um ein Gefühl der Gewissheit und Überzeugung zu entwickeln.

Tägliche Wiederholung: Hören Sie sich Ihre aufgezeichneten Affirmationen täglich an. Wählen Sie einen festen Zeitpunkt, zum Beispiel morgens nach dem Aufwachen oder abends vor dem Schlafengehen. Während des Hörens visualisieren Sie die Aussagen und versuchen Sie, sie wirklich zu fühlen.

Kontinuierliche Anpassung: Ihre Affirmationen beeinflussen Ihre neue Identität und Handlungsfähigkeit. Passen Sie Ihre Affirmationen entsprechend an. Seien Sie flexibel und offen für Veränderungen in Ihren Zielen und Wünschen.

Durch diesen Prozess der Selbstreflexion, positiven Formulierung, täglichen Wiederholung und kontinuierlichen Anpassung können Sie Ihre neue Identität aktiv optimieren und auf ein höheres Level führen. Mit Überzeugung und Beständigkeit werden diese Affirmationen zu einem kraftvollen Werkzeug für Ihre persönliche Transformation.

Notizen:

Dankbarkeit als Verankerung in der neuen Identität:

Schaffen Sie den Raum: Beginnen Sie, einen physischen oder digitalen Ort zu gestalten, an dem Sie Ihre Dankbarkeit und Ihre Erlebnisse mit Ihrer neuen Identität ausdrücken können. Dies könnte ein Fotobuch sein oder sogar ein öffentlicher Social-Media-Account, auf dem Sie Ihr neues Selbst präsentieren können.

Tägliche Achtsamkeit: Setzen Sie sich das Ziel, während des Tages bewusst nach allem Ausschau zu halten, was ein direkter Ausdruck Ihres neuen Selbst ist. Es könnte ein gesundes Frühstück sein, für das Sie dankbar sind, weil es eine ungesunde Gewohnheit Ihrer alten Identität überwunden hat.

Dankbarkeitsjournal: Halten Sie ein Dankbarkeitsjournal oder erstellen Sie eine Sammlung von Handfotos, um Ihre Erfolge und Meilensteine festzuhalten. Notieren Sie jeden Tag Ihre Dankbarkeit und erstellen Sie Bilder, die Sie emotional nachempfinden können. Diese Aufzeichnungen sollten aus dem Herzen kommen.

Artefakte schaffen: Wählen Sie die Momente oder Trophäen aus, für die Sie besonders dankbar sind, da sie Ausdruck der Siege Ihrer neuen Identität sind. Schaffen Sie einen Ort, an dem Sie diese Dinge in Ihrem Alltag gut sichtbar platzieren können. Auf diese Weise kann ein Platz oder kleiner Altar für Ihr neues Selbst entstehen.

Rituale: Nehmen Sie sich Zeit, um Ihre Aufzeichnungen oder Artefakte zu betrachten und zu reflektieren. Feiern Sie die täglich zu einer festen Zeit die positiven Aspekte, die Ihre Leistung begünstigt haben, und denken Sie darüber nach, wie Ihre neue Identität Ihre Einstellung und Ihr Wohlbefinden beeinflusst hat. Wenn Sie es möchten, etablieren Sie ein monatliches Dankbarkeitsritual, um eine anhaltend positive Einstellung zu entwickeln und Ihre neue Identität zu festigen. Aus Dankbarkeit für das, was man erhalten hat, sein neues Ich zu feiern, hebt die Moral sogar in herausfordernden Zeiten. Durch das regelmäßige Wertschätzen der positiven Aspekte in Ihrem Leben werden Sie mehr Dankbarkeit empfinden und sich in Ihrem neuen Selbst bestärkt fühlen.

Notizen:

Leistungsfähigkeit der neuen Identität durch Visualisierung:

1. Wählen Sie Ihr Ziel: Notieren Sie die gewünschten Eigenschaften oder Fähigkeiten Ihrer neuen Identität, die bisher für Sie noch nicht erreichbar schienen. Gehen Sie die Liste durch und wählen Sie eine Fähigkeit aus, die zwar herausfordernd, aber in Ihrer Vorstellung dennoch erreichbar erscheint.

2. Ruhiger Ort: Finden Sie einen stillen Ort, an dem Sie sich ganz auf Ihre Visualisierungsübung konzentrieren können. Stellen Sie sicher, dass Sie nicht gestört werden und schaffen Sie eine entspannte Atmosphäre.

3. Entspannen Sie sich: Bevor Sie mit der Visualisierung beginnen, nehmen Sie sich einige Minuten Zeit, um tief durchzuatmen und Stress sowie Anspannung loszulassen. Schließen Sie die Augen und lassen Sie sich von der Ruhe umgeben.

4. Beginnen Sie die Visualisierung: Tauchen Sie tief in Ihre Vorstellungskraft ein und sehen Sie sich lebhaft

dabei, wie Sie die ausgewählte Eigenschaft oder Fähigkeit mühelos ausüben. Seien Sie dabei so detailliert wie möglich. Visualisieren Sie nicht nur das Ergebnis, sondern auch den Weg dorthin. Spüren Sie die Emotionen, die mit diesem Erfolg verbunden sind, und stellen Sie sich vor, wie Sie die erforderlichen Handlungen mit Selbstvertrauen und Geschicklichkeit ausführen.

5. Tägliche Übung: Wiederholen Sie diese Visualisierungsübung täglich, bis der visualisierte Zustand so real erscheint, als hätten Sie jede Nuance bereits vor Ihrem inneren Auge erlebt.

6. Transferieren Sie es auf Ihre Leistungssteigerung: Nachdem Sie die Visualisierungstechnik für Ihre gewählten Eigenschaften oder Fähigkeiten geübt haben, wenden Sie sie auf das entsprechende Gebiet an, in dem Sie Ihre Leistung steigern möchten.

7. Beobachten Sie Ihre Verbesserungen: Verfolgen Sie Ihre Fortschritte und Veränderungen in Bezug auf Ihre Leistungsfähigkeit. Durch die konsequente Anwendung der Visualisierungstechnik sollten Sie positive

Auswirkungen auf Ihr Selbstvertrauen und Ihre tatsächliche Leistung bemerken können.

Die vorgestellten Übungen sind der Schlüssel zur mentalen Meisterschaft, da sie tiefe Selbstreflexion fördern und Ihnen helfen, Ihre neue Identität bewusst zu gestalten. Indem Sie sich in einen ruhigen Raum zurückziehen und sich auf diese Übungen einlassen, schaffen Sie eine Umgebung, die es Ihnen ermöglicht, sich vollständig auf Ihre innere Welt zu konzentrieren. Die Übungen führen Sie durch den Prozess der Identifikation von Herausforderungen, der Optimierung Ihrer Reaktionen und der Visualisierung Ihrer gewünschten Fähigkeiten. Nachhaltige Anwendung der Methoden und Zielsetzungen durch Selbstreflexion, Identifikation von Hindernissen und Erkennung innerer Stärken legt die Grundlagen für die neue Identität. Klare Ziele und positive Visualisierung helfen, den Weg zur Optimierung zu planen und zu erleben.

Die Übung des Selbstmitgefühls und die Betrachtung von Niederlagen als natürlicher Teil des Transformationsprozesses fördern eine resilientere Denkweise.

Die Fokussierung auf langfristige Ziele ermöglicht eine Perspektive, in der Rückschläge als Impulse für die persönliche Entwicklung dienen. Die bewusste Wahl anspruchsvoller, aber machbarer Herausforderungen in Verbindung mit einer starken Selbstüberzeugung führt zum Eintauchen in den Flow-Zustand. Suchen Sie bewusst Umgebungen, Menschen und Herausforderungen, welche eine neue Möglichkeit und ein Spielraum für das neue Selbst bieten.

Die tägliche Visualisierung dieser Herausforderungen und die Anpassung der Technik an verschiedene Bereiche steigern das Selbstvertrauen und verbessern die Leistungsfähigkeit. Je mehr Sie sich in einer Umgebung sehen und von Menschen umgeben fühlen, welche Ihre neue Identität fördern, um so einfache finden Sie Zugang zu solchen Möglichkeiten, welche Sie vielleicht bis jetzt übersehen. Die kontinuierliche Selbstreflexion und Formulierung positiver Aussagen unterstützen die Optimierung der neuen Identität. Durch die tägliche Wiederholung und Anpassung der Affirmationen entsteht ein Gefühl der Gewissheit und Überzeugung, das die persönliche Transformation vorantreibt. Die bewusste Aufmerksamkeit für jeden

Ausdruck der neuen Identität, das Führen eines Dankbarkeitsjournals und das Schaffen von Ritualen verstärken das positive Selbstbild und stärken das Selbstvertrauen in die neue Identität.

Wenn Sie diese Praxis vertiefen möchten, lade ich Sie herzlich ein, an meinen „Mentalen Meisterschaft Retreats" teilzunehmen. Dort haben Sie die Möglichkeit, neue Erkenntnisse zu finden und weitere Techniken zu erlernen, die Ihnen helfen einen schnelleren Durchbruch und Implementierung zu erreichen.

Die kollektive Energie und das Engagement für persönliches Wachstum schaffen eine unterstützende Atmosphäre, die es einfacher macht, sich auf die Übungen einzulassen und echte Fortschritte zu erzielen. Durch den Austausch von Erfahrungen und Erkenntnissen in dieser inspirierenden Gemeinschaft beschleunigen und verwurzeln Sie Ihre eigene Entwicklung. In dieser unterstützenden Umgebung können Sie nicht nur Ihre neuen Fähigkeiten praktizieren, sondern auch ein tieferes Verständnis für sich selbst und Ihre Identität entwickeln.

Die Teilnahme an Ihrem "Mentalen Meisterschaft Retreat" ermöglicht eine tiefgreifende Transformation, bei der Sie nicht nur individuell wachsen, sondern auch Teil einer inspirierenden Gemeinschaft werden, die sich gegenseitig auf dem Weg zur mentalen Meisterschaft unterstützt und feiert.

Buchempfehlungen:

"The Champion's Mind: How Great Athletes Think, Train, and Thrive" von Jim Afremow: Dieses Buch gibt Einblick in die Denkweise und Strategien von Spitzenathleten und wie man mentale Stärke entwickeln kann.

"Mind Gym: An Athlete's Guide to Inner Excellence" von Gary Mack und David Casstevens: Das Buch bietet praktische Übungen und Techniken zur Steigerung der mentalen Stärke im Sport.

"The Inner Game of Tennis" von W. Timothy Gallwey: Ein Klassiker in der Sportpsychologie, der sich darauf konzentriert, wie mentale Hindernisse im Sport überwunden werden können.

"The New Toughness Training for Sports: Mental Emotional Physical Conditioning from 1 World's Premier Sports Psychologists" von James E. Loehr: Dieses Buch bietet umfassende Einblicke in die mentale und emotionale Seite des Sports und wie man sich darauf vorbereiten kann.

"How Champions Think: In Sports and in Life" von Dr. Bob Rotella: Der Autor, ein renommierter Sportpsychologe, teilt Einblicke in die Denkweise von Spitzensportlern und wie man diese Prinzipien auf das tägliche Leben anwenden kann.

"Gold Medal Mental Workout for Combat Sports: A Step-by-Step Program for Winning in the Ring" von Dariusz Nowicki: Dieses Buch ist speziell für Kampfsportler und bietet mentale Übungen und Techniken, um im Wettkampf erfolgreich zu sein.

"In Pursuit of Excellence: How to Win in Sport and Life Through Mental Training" von Terry Orlick: Ein umfassendes Buch über mentales Training im Sport, das Techniken zur Verbesserung der Leistungsfähigkeit und zur Bewältigung von Herausforderungen bietet.

"Finding Your Zone: Ten Core Lessons for Achieving Peak Performance in Sports and Life" von Michael Lardon: Der Autor, ein Sportpsychiater, teilt seine Erfahrungen und Strategien für die Entwicklung einer optimalen mentalen Zustandslage (Zone) für Sportler.

"Sport Psychology: A Complete Introduction" von John M. Duda und Mark H. Anshel: Dieses Buch bietet einen umfassenden Überblick über die Grundlagen der Sportpsychologie und ihre Anwendung im Training und Wettkampf.

"The Psychology of Sports Injury and Rehabilitation" von Monna Arvinen-Barrow und Natalie Walker: Dieses Buch untersucht die psychologischen Aspekte von Sportverletzungen und wie Athleten diese bewältigen können.

"Grit: The Power of Passion and Perseverance" von Angela Duckworth: Angela Duckworth untersucht, wie Ausdauer und Leidenschaft oft wichtiger sind als Talent und wie man diese Eigenschaften entwickeln kann.

"The Obstacle Is the Way: The Timeless Art of Turning Trials into Triumph" von Ryan Holiday: Das Buch erkundet die Stoische Philosophie und wie man

Hindernisse als Chancen zur persönlichen Entwicklung betrachten kann.

"Mindset: The New Psychology of Success" von Carol S. Dweck: Carol Dweck untersucht, wie die Denkweise, insbesondere zwischen einem festen und einem Wachstumsdenken, einen großen Einfluss auf Erfolg und persönliches Wachstum hat.

"Option B: Facing Adversity, Building Resilience, and Finding Joy" von Sheryl Sandberg und Adam Grant: Sheryl Sandberg teilt ihre Erfahrungen, wie sie nach dem plötzlichen Tod ihres Ehemannes Resilienz und Freude im Leben wiederentdeckt hat.